类经图翼

明·张景岳 著

律解 黄钟生量

山西出版传媒集团 山西科学技术出版社

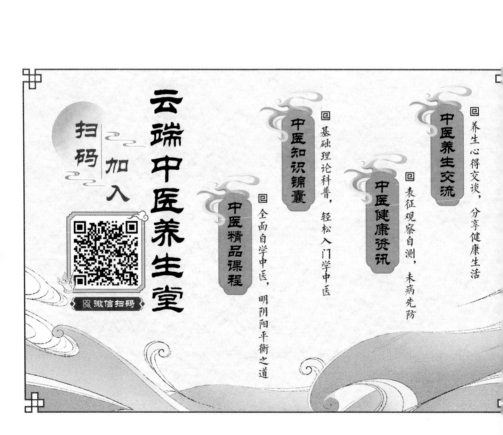

序一

《内经》者，三坟之一。盖自轩辕帝同岐伯、鬼臾区等六臣，互相讨论，发明至理，以遗教后世，其文义高古渊微，上极天文，下穷地纪，中悉人事，大而阴阳变化，小而草木昆虫，音律象数之肇端，脏腑经络之曲折，靡不缕指而胪列焉。大哉！至哉！垂不朽之仁慈，开生民之寿域，其为德也，与天地同，与日月并，岂直规规治疾方术已哉？按晋皇甫士安《甲乙经》叙曰："《黄帝内经》十八卷，今《针经》九卷，《素问》九卷，即《内经》也。"而或者谓《素问》《针经》《明堂》三书，非黄帝书，似出于战国。夫战国之文能是乎？

宋臣高保衡等叙，业已辟之，此其忆度无稽，固不足深辨。而又有目医为小道，并是书且弁髦置之者，是岂巨慧明眼人欤？观坡仙《楞伽经》跋云："经之有《难经》，句句皆理，字字皆法。亦岂知《难经》出自《内经》，而仅得其什一！《难经》而然，《内经》可知矣。"夫《内经》之生全民命，岂杀于十三经之启植民心，故玄晏先生曰："人受先人之体有八尺之躯，而不知医事，此所谓游魂耳。"虽有忠孝之心，慈惠之性，君父危困，赤子涂地，无以济之，此圣贤所以精思极论尽其理也。由此言之，儒其可不尽心是书乎？奈何今之业医者，亦置《灵》《素》于罔闻，昧性命之玄要，盛盛虚虚，而遗人夭殃；致邪失正，而绝人长命。所谓业擅专门者如是哉？此其故正以经文奥衍，研阅诚难，其于至道未明，而欲冀夫通神运微，印大圣上智于千古之邈，断乎不能矣。

自唐以来，虽赖有启玄之注，其发明玄秘尽多，而遗漏亦复不少。盖有遇难而默者，有于义未始合者，有互见深藏而不便检阅者。凡其阐扬未尽，《灵枢》未注，皆不能无遗憾焉。及乎近代，诸家尤不过顺文敷演，而难者仍未能明，精处仍不能发，其何神之与有。初余究心是书，尝为摘要，将以自资，继而绎之，久久，则言言金石，字字珠玑，竟不知孰可摘而孰可遗，因奋然鼓念，异有以发隐就明、转难为易、尽启其秘而公之于人，务俾后学了然，见便得趣，由堂入室，具悉本原，斯不致误己误人，咸臻至善。于是乎详求其法，则惟有尽易旧制，颠倒一番，从类分门，然后附意阐发，庶晰其蕴；然惧擅动圣经，犹未敢也。粤稽远古，则周有扁鹊之摘难，晋有玄晏先生之类分，唐有王太仆之补削，元有滑樱宁之撮钞。鉴此四君子而后意诀，且此非十三经之比，盖彼无须类而此欲醒瞆指迷，则不容不类以求便也。由是，遍索两经，先求难易，反复更秋，稍得其绪，然后合两为一，命曰《类经》。类之者，以《灵枢》启《素问》之微，《素问》发《灵枢》之秘，相为表里，通其义也。两经既合，乃分为十二类。

夫人之大事，莫若死生，能葆其真，合乎天矣，故首曰摄生类；生成之道，两仪主之，阴阳既立，三才位矣，故二曰阴阳类；人之有生，脏气为本，五内洞然，三垣治矣，故三曰脏象类；欲知其内，须察其外，脉色通神，吉凶判矣，故四曰脉色类，脏腑治内，经络治外，能明终始，四大安矣，故五曰经络类；万事万殊，必有本末，知所先后，握其要矣，故六曰标本类；人之所赖，药食为天，气味得宜，五宫强矣，故七曰气味类；驹隙百年，谁保无恙，治之弗失，危者安矣；故八曰论治类；疾之中人，变态莫测，明能烛幽，二竖遁矣，故九曰疾病类；药饵不及，古有针砭，九法搜玄，道超凡矣，故十曰针刺类；至若天道茫茫，营运今古，苞无穷协惟一，推之以理，指诸掌矣，故十一曰运气类；又若经文连属，难以强分，或附见于别门，欲求之而不得，分条索隐，血脉贯矣，故十二曰会通类。汇分三十二卷；此外复附着《图翼》十五卷，盖以义有深邃而言不能该者，不拾以图，其精莫聚；图象虽显而意有未达者，不翼以说，其奥难窥。自是而条理分，纲目举，晦者明，隐者见，巨细通融，歧二毕彻，一展卷而重门洞开，秋毫在目，不惟广神乎来学，即凡志切尊生者，欲求兹妙，无不信手可拾矣。是役也，余诚以前代诸贤，注有未备，闻多舛错，掩质埋光，俾至道不尽明于世者迨四千余祀矣；因敢忘陋效矉，勉图数负，固非敢弄斧班门，然不屑沿街持钵，故凡遇驳正之处，每多不讳，诚知非雅，第以人心积习既久，讹以传讹，即决长波，犹虞难涤，使辨之不力，将终无救正日矣，此余之所以载思而不敢避也。

吁！余何人斯，敢妄正先贤之训，言之未竟，知必有阚余之谬而随议其后者，其是其非，此不在余而在乎后之明哲矣。虽然他山之石，可以攻玉，断流之水，可以鉴形，即壁影萤光，能资志士，竹头木屑，曾利兵家，是编者倘亦有千虑之一得，将见择于圣人矣，何幸如之。独以应策多门，操觚只手，一言一字，偷隙毫端，凡历岁者三旬，易稿者数回，方就其业。所谓河海一流，泰山一壤，盖亦欲共掖其高深耳。后世有子云，其悯余劳而锡之斤正焉，岂非幸中又幸，而相成之德，谓孰非后进之吾师云。

时大明天启四年岁次甲子黄钟之吉景岳子自序于通一斋

类经图翼

序二

夫生者，天地之大德也。医者，赞天地之生者也。人参两间，惟生而已，生而不有，他何计焉？故圣人体天地好生之心，阐明斯道，诚仁孝之大端，养生之首务，而达人之必不可废者。

惟其理趣幽深，难于穷究，欲彻其蕴，须悉天人。盖人之有生，惟天是命，天之所毓，惟人最灵。故造化者天地之道，而斡旋者圣人之能；消长者阴阳之机，而燮理者明哲之事。欲补天功，医其为最。

惟是死生反掌，千里毫厘，攸系匪轻，谭非容易。故不有精敏之思，不足以察隐；不有果敢之勇，不足以回天；不有圆融之智，不足以通变；不有坚持之守，不足以万全。凡此四者，缺一不可，必欲备之，则惟有穷理尽性，格物致知，以求圣人之心斯可也。

然心法之传，止赖《内经》一书，苟欲舍是而言医，不过索方书、求糟粕以图侥幸，皆苟且之流耳。医而苟且，害可胜言哉！故扁鹊采《灵》《素》之精要，设为《八十一难》，以开来学，而邵庵虞先生曰："未必经之当难者，只此八十一条。"盖亦有感而云然。余因醉心有年，遂通为类注，并《图翼》《附翼》等义。虽辞多烦赘，俚鄙不文，盖亦虑初学之难明，而求悉于理耳。

昔人云："医者，意也，意思精详则得之。"余曰："医者，理也，理透心明斯至矣。"夫扁鹊之目洞垣者，亦窥窍于理耳。故欲希扁鹊之神，必须明理；欲明于理，必须求经；经理明而后博采名家，广资意见，其有不通神入圣者，未之有也。高明者以谓然否？

通一子又序

目　录

类经图翼

一卷 运气上

（明）张景岳著

太虚图

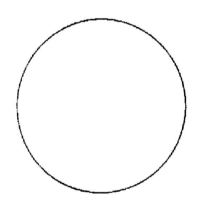

太虚者，太极也。太极本无极，故曰太虚。《天元纪大论》曰："太虚廖廓，肇基化元。"此之谓也。

太极图论

太极者，天地万物之始也。《太始天元册》文曰："太虚廖廓，肇基化元。"老子曰："无名天地之始，有名天地

· 1 ·

之母。"孔子曰:"《易》有太极,是生两仪。"邵子曰:"若论先天一事无,后天方要着工夫。"由是观之,则太虚之初,廓然无象,自无而有,生化肇焉。化生于一,是名太极。太极动静而阴阳分。故天地只此动静,动静便是阴阳,阴阳便是太极,此外更无余事。朱子曰:"太极分开,只是两个阴阳,阴气流行则为阳,阳气凝聚则为阴。消长进退,千变万化,做出天地间无限事来,以故无往而非阴阳,亦无往而非太极。"

夫太极者,理而已矣。朱子曰:"象数未形,理已具。"又曰:"未有天地之先,毕竟先有此理。"先儒曰:"天下无理外之气,亦无气外之理。故理不可以离气,气不可以外理。理在气亦在,气行理亦行。"夫既有此气,则不能无清浊而两仪以判;既有清浊,则不能无老少而四象以分。故清阳为天,浊阴为地。动静有机,阴阳有变。由此而五行分焉,气候行焉,神鬼灵焉,方隅位焉。

河洛布生成之定数,卦气存奇偶之化机①。有死有生,造化之流行不息;有升有降,气运之消长无端。体象有常者可知,变化无穷者莫测。因而大以成大,小以成小;大之而立天地,小之而悉秋毫,浑然太极之理,无乎不在。所以万物之气皆天地,合之而为一天地;天地之气即万物,散之而为万天地。故不知一,不足以知万;不知万,

---

① 机,原文为"几"。

不足以言医。理气阴阳之学，实医道开卷第一义，学者首当究心焉。

阴阳图

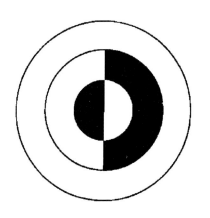

《阴阳应象大论》曰："阴阳者，天地之道也。万物之纲纪，变化之父母，生杀之本始，神明之府也。"

阴阳体象

体象之道，自无而有者也。无者，先天之气；有者，后天之形。邵子曰："天依形，地附气。气以造形，形以寓气。"是以开物者为先天，成物者为后天；无极而太极者先天，太极而阴阳者后天；数之生者先天，数之成者后天；无声无臭者先天，有体有象者后天。先天者太极之一气，后天者两仪之阴阳。阴阳分而天地立，是为体象之祖，而物之最大者也。

由两仪而四象，由四象而五行。程子曰："四象者，阴阳刚柔也。阴阳生天，刚柔生地。"朱子曰："天之四象，日月星辰是也；地之四象，水火土石是也。"邵子曰：
"天生于动，地生于静。动之始则阳生，动之极则阴生；
静之始则柔生，静之极则刚生。阴阳之中，又有阴阳，故
有太阴、太阳、少阴、少阳；刚柔之中，又有刚柔，故有
太刚、太柔、少刚、少柔。太阳为日，太阴为月，少阳为
星，少阴为辰，日、月、星、辰交而天体尽；太柔为水，
太刚为火，少柔为土，少刚为石，水、火、土、石，交而
地体尽。"又曰："物之大者，莫若天地。天之大，阴阳尽
之；地之大，刚柔尽之。阴阳尽而四时成，刚柔尽而四
维成。"

四象既分，五行以出，而为水、火、木、金、土。五
行之中，复有五行，阴根于阳，阳根于阴，阴阳相合，万
象乃生，本乎阳者亲上，本乎阴者亲下。在天为风、云、
雷、雨，在地为河、海、山、川，在方隅为东、南、西、
北，在气候为春、夏、秋、冬。东有应木之苍龙；西有属
金之白虎；南方赤鸟，得火气而飞升；北陆玄龟，得水性
而潜地。

人禀三才之中气，为万物之最灵，目能收万物之色，
耳能收万物之声，鼻能收万物之气，口能收万物之味。故
二五之气，无乎不具；万有之技，无乎不能。天之四象，
人有耳目口鼻以应之；地之四象，人有气血骨肉以应之。
三百六十骨节，以应周天之度数；一万三千五百息，以通
昼夜之潮汐。故邵子曰："头圆象天，足方履地。面南背

北，左东右西。直立两间之中，正居子午之位。"又曰："天有四时，地有四方，人有四肢，指节可以观天，掌文可以察地。"得气之清而正者，为圣为贤；得气之偏而浊者，为愚为不肖。近东南者，多柔而仁；近西北者，多刚而义。夷狄亦人而暴悍无礼，以地有偏正，气有钝驳，禀赋所使，不期而然。

故左氏以民之善恶，本乎六气，谓阳禀多者刚而烈，阴禀多者懦而柔；躁戾者阳中之恶，狡险者阴中之乖。是以水性主动，而偏则流；火性主急，而偏则烈；木性多和，而偏则柔；金性多刚，而偏则狠；土性多静，而偏则愚。

至若禽兽草木，动植飞潜，无情有性，莫不皆然。禽兽横生，草木倒生，横生者首东尾西，倒生者枝天根地，亦皆有五气之殊，四方之异。以动者而言，得木气则角而仁柔，得金气则齿而刚利，火性者飞而亲上，水性者潜而就下，土性者静而喜藏。西北之虫，鳞甲而多蛰；东南之虫，羽毛而常腾。以植者而言，得东气者多长而秀，得南气者多茂而郁，斯二者春夏荣而秋冬落；得西气者多强而劲，得北气者多坚而曲，斯二者春夏落而秋冬荣。

凡万物化生，总由二气。得乾道者，于人为男，于物为牡；得坤道者，于人为女，于物为牝。乾类属阳者多动，坤类属阴者多静。方隅岁月，气有不同，万物适值其气，随所受而成其性。气得中和，则天为至粹，地为至精，人为至德，飞为鸾凤，走为麒麟，介为龟龙，草为芝兰，木为松柏，石为金玉；气得偏驳，则天有至眚，地有至幽，人有至戾，飞有鸱枭，走有狼虎，介有虺蝎，草有毒吻，木有枳棘，石有礓砾，孰匪阴阳之体象。

再自其形迹之有无而言，则昼夜旦暮，朔晦望弦，阴晴寒热，大小方圆，高下升降，左右后先，夫妇男女，言动语默，呼吸表里，浮沉出入，俯仰向背，血气脏腑，轻重粗细，前后头尾，皆体象之有形者也。又如动静幽显，盈虚消息，声音律吕，志意善恶，曰鬼曰神，曰魂曰魄，曰变曰化，曰微曰极，皆体象之无形者也。然有此必有彼，有对必有待。物各有父母，分牝牡于蜉蝣；物各一太极，包两仪于子粒。如蚊喙至微，能通血气；虱睛最眇，亦辨西东。用是而推，则至广至极，至微至精，随气而聚，触机①而生，大不可量，小不可测，何莫非阴阳之至德，化工之精妙，亦岂可以造作而形容者欤？

至若奇偶相衔，互藏其宅；一二同根，神化莫测。天为阳矣，而半体居于地下；地为阴矣，而五岳插于天中。高者为阳，而至高之地，冬气常在；下者为阴，而污下之地，春气常存。水本阴也，而温谷之泉能热；火本阳也，而萧丘之焰则寒。阴者宜暗，水则外暗而内明；阳体宜明，火则外明而内暗。声于东而应于西，形乎此而影乎彼。

---

① 机，原文为"几"。

浴天光于水府，涵地影于月宫。阳居盛暑，而五月靡草死；阴极严寒，而仲冬荠麦生。此其变化之道，宁有纪极哉？

第阴无阳不生，阳无阴不成，而阴阳之气，本同一体。《易》曰："大哉乾元！万物资始。至哉坤元！万物资生。"夫始者天地之立心，生者天地之作用。惟其以无心之心，而成不用之用，此所以根出于一而化则无穷。故有是象则有是理，有是理则有是用。孰非吾道格致之学，所当默识心通者哉？

余尝闻之滑伯仁云："至微者理也，至著者象也。"体用一原，显微无间，得其理则象可得而推矣。使能启原而达流，因此而识彼，则万化之机，既在吾心，而左右逢原，头头是道矣。孰谓阴阳体象之理为迂远，而可置之无论哉？

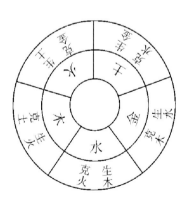

五行图

木、火、土、金、水，相生谓之顺；木、土、水、火、金，相克谓之逆。

五行生成数图

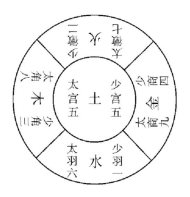

此即《河图》数也，五少者其数生，五太者其数成，土常以生，故不言十。有解。

干支所属五行图

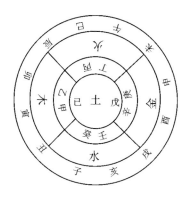

东方甲乙寅卯木，南方丙丁巳午火，西方庚辛申酉金，北方壬癸亥子水，辰戌丑未旺①四季，戊己中央皆属土。

类经图翼

① 旺，原文为"王"。

六十花甲纳音图

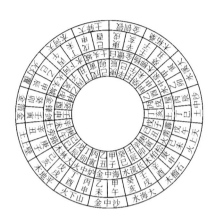

五行生成数解

五行之理，原出自然，天地生成，莫不有数。圣人察《河图》而推定之。其序曰："天一生水，地六成之；地二生火，天七成之；天三生木，地八成之；地四生金，天九成之；天五生土，地十成之。"夫五行各具形质，而惟水火最为轻清，乃造化之初。故天以一奇生水，地以二偶生火。若以物理论之，亦必水火为先，以小验大，以今验古，可知之矣。

如草木未实，胎卵未生，莫不先由于水，而后成形，是水为万物之先，故水数一；化生已兆，必分阴阳，既有天一之阳水，必有地二之阴火，故火次之，其数则二；阴阳既合，必有发生，水气生木，故木次之，其数则三；既有发生，必有收杀，燥气生金，故金次之，其数则四。至若天五生土，地十成之，似乎土生最后，而戴廷槐曰：
"有地即有土矣。若土生在后，则天三之木，地四之金，
将何所附？且水火木金，无不赖土，土岂后生者哉？然土
之所以言五与十者，盖以五为全数之中，十为成数之极。
中者，言土之不偏而总统乎四方；极者，言物之归宿而包
藏乎万有，皆非所以言后也。"

再以方位阴阳之理合之亦然，如水旺^①于子，子者阳
生之初，一者阳起之数，故水曰一；火旺于午，午者阴生
之初，二者阴起之数，故火曰二；木旺东方，东者阳也，
三者奇数亦阳也，故木曰三；金旺西方，西者阴也，四者
偶数亦阴也，故金曰四；土旺中宫而统乎四维，五为数
中，故土曰五。此五行生数之祖。先有生数而后有成数，
乃成一阴一阳生成之道，此天地自然之理也。

虽《河图》列五行之次序，而实以分五行之阴阳。阴
阳既有次序，气数必有盛衰。如《六元正纪大论》云"寒
化一，寒化六，灾一宫，灾三宫"之类，皆由此数而定。
岐伯曰："太过者其数成，不及者其数生，土常以生也。"
谓如甲、丙、戊、庚、壬，五太之年为太过，其数应于成；
乙、丁、己、辛、癸，五少之年为不及，其数应于生。惟土
之常以生数者，盖五为数之中，土居位之中，而兼乎四方之
气，故土数常应于中也。虽《易·系》有"天十成之"之

① 旺，原文中均为"王"。

类经图翼

· 10 ·

谓，而《三部九候论》曰："天地之数，始于一，终于九焉。"此所以土不待十而后成也。先圣察生成之数以求运气者，盖欲因数以占夫气化之盛衰，而示人以法阴阳，和术数，先岁气，合天和也。其所以关于生道者非浅，观者其毋忽之。

五行统论

五行者，水、火、木、金、土也。五行即阴阳之质，阴阳即五行之气。气非质不立，质非气不行。行也者，所以行阴阳之气也。朱子曰："五行质具于地，而气行于天。"其实元初，只一太极，一分为二，二分为四，天得一个四，地得一个四，又各有一个太极行乎其中，便是两其五行而已。故河洛图书具阴阳之象，分左、右、中、前、后，以列五行生成之数焉。

先儒曰："天地者，阴阳对待之定体。"一、二、三、四、五、六、七、八、九、十者，阴阳流行之次序，对待非流行不能变化，流行非对待不能自行，此五行所以流行于天地中而为用也。故大挠察天地之阴阳，立十干、十二支以著日月之象。十干以应日，天之五行也。甲阳乙阴为木，丙阳丁阴为火，戊阳己阴为土，庚阳辛阴为金，壬阳癸阴为水。十二支以应月，地之五行也。子阳亥阴曰水，午阳巳阴曰火，寅阳卯阴曰木，申阳酉阴曰金，辰戌阳丑未阴曰土。干支出而六甲成，运气分而时序定。所谓天地相临，阴阳相合，而生成之道存乎其中。

故五行之化无乎不在，精浮于天则为五星：水曰辰星，火曰荧惑，木曰岁星，金曰太白，土曰镇星；形成于地则为五方：水位于北，火位于南，木位于东，金位于西，土位于中。其为四时，则木旺于春，火旺于夏，金旺于秋，水旺于冬，土旺于四季；其为六气：则木之化风，火之化暑与热，土之化湿，金之化燥，水则化寒；其为名目：则水曰润下，火曰炎上，木曰曲直，金曰从革，土爰稼穑；其为功用：则水主润，火主燆，木主敷，金主敛，土主溽；其为形体：则水质平，火质锐，木质长，金质方，土质圆；其为赋性：则水性寒，火性热，木性温，金性清，土性蒸；其为五帝：则木曰太皞，火曰炎帝，土曰黄帝，金曰少皞，水曰颛顼；其为五神：则木曰勾芒，火曰祝融，土曰后土，金曰蓐收，水曰玄冥；其为五则：则火以应衡，水以应权，木以应规，金以应矩，土以应绳。至若五谷、五果、五畜、五音、五色、五臭、五味、五脏之类，无非属于五行也。

又如五行气数之异，阴阳之辨，亦有所不同者。若以气言时之序，则曰木、火、土、金、水。如木当春令为阳稚，火当夏令为阳盛，金当秋令为阴稚，水当冬令为阴盛，是木火为阳，金水为阴也。若以数言生之序，则曰水、火、木、金、土。如天一生水为阳稚，天三生木为阳盛；地二生火为阴稚，地四生金为阴盛，是水木为阳，而火金为阴也。此外如《洛书》、乐律、刘向、班固等义，序各不同，无非变化之道，而运用之机，亦无过生克之理耳。故自其相生者言，则水以生木，木以生火，火以生土，土以生金，金以生水；自其相克者言，则水能克火，火能克金，金能克木，木能克土，土能克水；自其胜复者言，则凡有所胜，必有所败，有所败，必有所复。母之败也，子必救之。如水之太过，火受伤矣，火之子土，出而制焉；火之太过，金受伤矣，金之子水，出而制焉；金之太过，木受伤矣，木之子火，出而制焉；木之太过，土受伤矣，土之子金，出而制焉；土之太过，水受伤矣，水之子木，出而制焉。盖造化之机①，不可无生，亦不可无制。无生则发育无由，无制则亢而为害。生克循环，运行不息，而天地之道，斯无穷已。

第人知夫生之为生，而不知生中有克；知克之为克，而不知克中有用；知五之为五，而不知五者之中，五五二十五，而复有互藏之妙焉。所谓生中有克者，如木以生火，火胜木乃灰烬；火以生土，土胜火为扑灭；土以生金，金胜则土无发生；金以生水，水胜则金为沉溺；水以生木，木胜则水为壅滞。此其所以相生者，实亦有所相残也。所谓克中之用者，如火之炎炽，得水克而成既济之功；金之顽钝，得火克而成锻炼之器；木之曲直，得金克而成芟削之材；土之旷墁，得木克而见发生之化；水之泛

---

① 机，原文为"几"。

滥,得土克而成堤障之用。此其所以相克者,实又所以相成也。而五常之德亦然,如木德为仁,金德为义,火德为礼,水德为智,土德为信。仁或失于柔,故以义断之;义或失于刚,故以礼节之;礼或失于拘,故以智通之;智或失于诈,故以信正之,是皆生克反用之道也。

所谓五者之中有互藏者,如木之有津,木中水也;土之有泉,土中水也;金之有液,金中水也;火之熔物,火中水也。夫水为造化之原,万物之生,其初皆水,而五行之中,一无水之不可也。火之互藏,木钻之而见,金击之而见,石凿之而见。惟是水中之火,人多不知,而油能生火,酒能生火,雨大生雷,湿多成热,皆是也。且火为阳生之本,虽若无形,而实无往不在,凡属气化之物,非火不足以生,故五行之中,一无火之不可也。土之互藏,木非土不长,火非土不荣,金非土不生,水非土不畜。万物生成,无不赖土,而五行之中,一无土之不可也。木之互藏,生于水,植于土,荣于火,成于金。凡发生之气,其化在木。即以人生而言,所衣所食皆木也,得木则生,失木则死,故曰人生于寅,寅者阳木之位也。由人而推,则凡动植之类,何非阳气?而又何非木化?此五行万物之中,一无木之不可也。金之互藏,产于山石,生诸土也;淘于河沙,隐诸水也;草有汞,木有镴,藏于木也;散可结,柔可刚,化于火也。然金之为用,坚而不毁,故《易》曰:"乾为金。"夫乾象正圆,形如瓜卵,柔居于中,刚包乎

类经图翼

外。是以天愈高而愈刚，地愈下而愈刚。故始皇起坟骊山，深入黄泉三百丈，凿之不入，烧之不毁。使非至刚之气，真金之体，乃能若是其健而运行不息乎？故凡气化之物，不得金气，无以坚强，所以皮壳在外而为捍卫者，皆得乾金之气以固其形，此五行万物之中，一无金之不可也。

由此而观，则五行之理，交互无穷。故甲、丙、戊、庚、壬，天之阳干也，而交于地之子、寅、辰、午、申、戌；乙、丁、己、辛、癸，天之阴干也，而交于地之丑、亥、酉、未、巳、卯。天地五行，挨相交配，以天之十而交于地之十二，是于五行之中，各具五行，乃成六十花甲；由六十花甲而推于天地万物，其变可胜言哉？然而变虽无穷，总不出乎阴阳；阴阳之用，总不离乎水火。所以天地之间，无往而非水火之用。欲以一言而蔽五行之理者，曰："乾坤付正性于坎离，坎离为乾坤之用耳。"

二十四向八刻二十分图

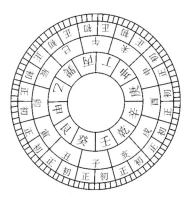

每日十二时，每时得八刻二十分，每刻分为六十分。分八刻为前后，则前四刻为初四刻，后四刻为正四刻。分二十分为前后，则前十分为初初刻，后十分为正初刻。二十分者，即每刻六十分之二十也。

每日气数百刻六千分图

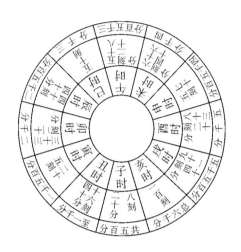

每日气数百刻六千分解

按《周礼总义》，每刻分为六十分，正合《天元纪大论》所谓天以六为节也。今遵此数推衍之，则每日百刻，总计六千分，分六千分为十二时，则每时各得五百分。又分百刻于十二时，则每时各得八刻二十分，总计岁有六步二十四气，则每气得十五日二时五刻十二分半，计数得九万一千三百一十二分半。积四气而成步，则每步得六十日十时四刻一十分，计数得三十六万五千二百五十分，即《六微旨大论》所谓六十日八十七刻半者是也。又积六步而成岁，则每岁得三百六十五日二十五刻，计数得二百一十九万一千五百分，乃为一岁之定数。然以每月三十日计之，则每岁只三百六十日，又除小月六日，则只三百五十

类经图翼

四日，共少于前数者十一日，乃积余日，大约六十五气有零，当得一闰，统十九年以成七闰，而岁气成矣。故《六节脏象论》曰："大小月三百六十五日而成岁，积气余而盈闰矣。"《六节脏象论》义，详运气类第一章。

二十四气昼夜长短百刻之图

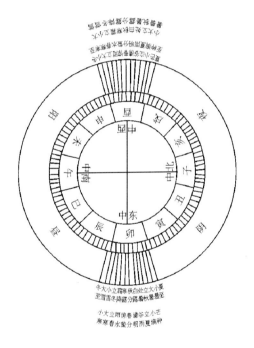

四季日躔宿度昼夜长短刻数

冬至十一月中，日躔箕四度，出辰初初刻，入申正四刻，昼长四十一刻，夜长五十九刻。

小寒十二月节，日躔斗十度，入酉初初刻；后六日，日出卯正四刻，昼四十二刻，夜五十八刻。

大寒十二月中，日躔牛三度；后四日，昼四十三刻，夜五十七刻；后十一日，日入酉初一刻；后十三日，日出卯正三刻，昼四十四刻，夜五十六刻。

立春正月节，日躔虚一度；后六日，昼四十五刻，夜五十五刻；后十二日，日入酉初二刻；后十三日，日出卯正二刻，昼四十六刻，夜五十四刻。

雨水正月中，日躔危六度；后六日，昼四十七刻，夜五十三刻；后十二日，日入酉初三刻；十三日，日出卯正一刻，昼四十八刻，夜五十二刻。

惊蛰二月节，日躔室六度；后六日，昼四十九刻，夜五十一刻；后十二日，日入酉初四刻；十三日，日出卯正初刻；十四日，日入酉正初刻，昼五十刻，夜五十刻。

春分二月中，日躔壁三度，出卯初四刻；后七日，昼五十一刻，夜四十九刻；后十五日，日入酉正一刻，昼五十二刻，夜四十八刻。

清明三月节，日躔奎九度，出卯初三刻；后七日，昼五十三刻，夜四十七刻；后十五日，日入酉正二刻，昼五十四刻，夜四十六刻。

谷雨三月中，日躔娄六度，出卯初二刻；后七日，昼五十五刻，夜四十五刻。

立夏四月节，日躔胃九度，入酉正三刻，昼五十六刻，夜四十四刻；后三日，日出卯初一刻；后十一日，昼五十七刻，夜四十三刻。

小满四月中，日躔昴八度，后十日，日入酉正四刻，昼五十八刻，夜四十二刻。

芒种五月节，日躔毕十一度，出卯初初刻。

夏至五月中，日躔参九度，出寅正四刻，入戌初初刻，昼五十九刻，夜四十一刻。

小暑六月节，日躔井十三度，出卯初初刻；后七日，日入酉正四刻，昼五十八刻，夜四十二刻。

大暑六月中，日躔井二十八度；后六日，昼五十七刻，夜四十三刻；后十三日，日出卯初一刻。

立秋七月节，日躔柳十度，入酉正三刻，昼五十六刻，夜四十四刻；后十日，昼五十五刻，夜四十五刻。

处暑七月中，日躔张五度，出卯初二刻；后二日，入酉正二刻，昼五十四刻，夜四十六刻；十一日，昼五十三刻，夜四十七刻；十五日，日出卯初三刻。

白露八月节，日躔翼二度；后二日，日入酉正一刻，昼五十二刻，夜四十八刻；后十日，昼五十一刻，夜四十九刻。

秋分八月中，日躔翼十七度，出卯初四刻；后二日，日入酉正初刻；三日，日出卯正刻，昼五十刻，夜五十刻；后五日，入酉初四刻；后十日，昼四十九刻，夜五十一刻。

寒露九月节，日躔轸十三度；后三日，日出卯正一刻，昼四十八刻，夜五十二刻；后五日，日入酉初三刻；后十日，昼四十七刻，夜五十三刻。

霜降九月中，日躔角九度；后三日，日出卯正二刻，昼四十六刻，夜五十四刻；后五日，日入酉初二刻；后十一日，昼四十五刻，夜五十五刻。

立冬十月节，日躔氐二度；后五日，日出卯正三刻，昼四十四刻，夜五十六刻；六日，日入酉初一刻；十三日，昼四十三刻，夜五十七刻。

小雪十月中，日躔房一度；后十一日，日出卯正四刻，昼四十二刻，夜五十八刻。

大雪十一月节，日躔尾六度，入酉初初刻。

二十四气斗纲图

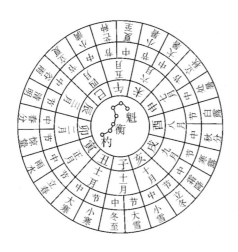

五日谓之一候，积三候十五日有零谓之一气，积六气丸十日有零为一时，积四时三百六十五日二十五刻为一岁。

十二次会中星图

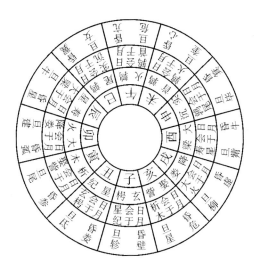

二十八宿过宫分野图

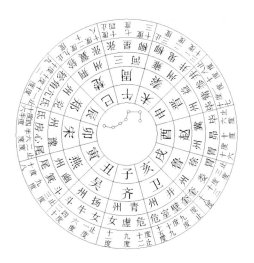

二十四气七十二候

正月

立春

初候，东风解冻。阳和至而坚凝散也。二候，蛰虫始振。"振"，动也。三候，鱼陟负冰。"陟"，音职，升也，高也。阳气已动，鱼渐上游而近于冰也。

雨水

初候，獭祭鱼。此时鱼肥而出，故獭先祭而后食。二候，候雁北。自南而北也。三候，草木萌动。是为可耕之候。

二月

惊蛰

初候，桃始花。阳和发生，自此渐盛。二候，仓庚鸣。黄鹂也。三候，鹰化为鸠。"鹰"，鸷鸟也，此时鹰化为鸠，至秋则鸠复化为鹰。

春分

初候，玄鸟至。燕来也。二候，雷乃发声。雷者，阳之声，阳在阴内不得出，故奋激而为雷。三候，始电。电者，阳之光，阳气微则光不见，阳盛欲达而抑于阴，其光乃发，故云始电。

三月

清明

初候，桐始花。二候，田鼠化为鴽，牡丹花。"鴽"，音如，鹌鹑属。"鼠"，阴类，阳气盛则鼠化为鴽，阴气盛则鴽复化为鼠。三候，虹始现。"虹"，音洪。阴阳变会之气，纯阴纯阳则无。若云薄漏日，日穿雨影，则虹见。

谷雨

初候，萍始生。二候，鸣鸠拂其羽。飞而两翼相拍，农急时也。三候，戴胜降于桑。织纴之鸟，一名戴𬸚，降于桑以示蚕妇也，故曰"女功兴而戴𬸚鸣"。

四月

立夏

初候，蝼蝈鸣。"蝼"，蛄也。诸言蚓者非也。二候，蚯蚓出。蚯蚓阴物，感阳气而出。三候，王瓜生。王瓜色赤，阳之胜也。

小满

初候，苦菜秀。火炎上而味苦，故苦菜秀。二候，靡草死。葶苈之属。三候，麦秋至。秋者，百谷成熟之期，此时麦熟，故曰"麦秋"。

五月

芒种

初候，螳螂生。俗名刀螂，《说文》名拒斧。二候，鵙始鸣。"鵙"，居畜切，伯劳也。三候，反舌无声。百舌鸟也。

夏至

初候，鹿角解。阳兽也，得阴气而解。二候，蜩始鸣。"蜩"，音调，蝉也。三候，半夏生。药名也，阳极阴生。

六月

小暑

初候，温风至。二候，蟋蟀居壁。亦名促织，此时羽翼未成，故居壁。三候，鹰始挚。"挚"，音至。鹰感阴气乃生杀心，学习击搏之事。

大暑

初候，腐草为萤。"离"明之极，故幽类化为明类。二候，土润溽暑。"溽"，音辱，湿也。三候，大雨时行。

七月

立秋

初候，凉风至。二候，白露降。三候，寒蝉鸣。蝉小而青赤色者。

处暑

初候，鹰乃祭鸟。鹰，杀鸟，不敢先尝，示报本也。二候，天地始肃。清肃也。三候，禾乃登。稷为五谷之长，首熟此时。

八月

白露

初候，鸿雁来。自北而南也。一曰"大曰鸿，小曰雁"。二候，玄鸟归。燕去也。三候，群鸟养羞。羞，粮食也，养羞以备冬月。

秋分

初候，雷始收声。雷于二月阳中发声，八月阴中收声。二候，蛰虫坏户。"坏"，音培。坏户，培益其穴之户窍而将蛰也。三候，水始涸。《国语》曰："辰角见而雨毕，天根见而水涸。雨毕而除道，水涸而成梁。"辰角者，角宿也。天根者，氐房之间也。见者，旦见于东方也。辰角现九月本，天根见九月末，本末相去二十一日余。

九月

寒露

初候，鸿雁来宾。"宾"，客也。先至者为主，后至者为宾，盖将尽之谓。二候，雀入大水为蛤。飞者化潜，阳变阴也。三候，菊有黄花。诸花皆不言，而此独言之，以其花于阴而独盛于秋也。

霜降

初候，豺乃祭兽。孟秋鹰祭鸟，飞者形小而杀气方萌。季秋豺祭兽，走者形大而杀气乃盛也。二候，草木黄落。阳气去也。三候，蛰虫咸俯。"俯"，蛰伏也。

十月

立冬

初候，水始冰。二候，地始冻。三候，雉入大水为蜃。"蜃"，肾慎二音，蚌属。

小雪

初候，虹藏不见。季春阳胜阴，故虹见。孟冬阴胜阳，故藏而不见。二候，天气上升，地气下降。三候，闭塞而成冬。阳气下藏地中，阴气闭固而成冬。

十一月

大雪

初候，鹖鴠不鸣。"鹖鴠"。音曷旦。夜鸣求旦之鸟，亦名寒号虫，乃阴类而求阳者。兹得一阳之生，故不鸣矣。二候，虎始交。虎本阴类，感一阳而交也。三候，荔挺出。"荔"，一名马兰，叶似蒲而小，根可为刷。

冬至

初候，蚯蚓结。阳气未动，屈首下向。阳气已动，回首上向，故屈曲而结。二候，麋角解。阴兽也，得阳气而解。三候，水泉动。天一之阳生也。

十二月

小寒

初候，雁北乡。一岁之气，雁凡四候，如十二月雁北乡者，乃大雁，雁之父母也；正月候雁北者，乃小雁，雁之子也；八月鸿雁来，亦大雁，雁之父母；九月鸿雁来宾者，亦小雁，雁之子也。盖先行者其大，随后者其小也。此说出《晋·干宝》，宋人述之以为的论。二候，鹊始巢。鹊知气至，故为来岁之巢。三候，雉雊。"雊"，句姤二音，雉鸣也。"雉"，火畜，感于阳而后有声。

大寒

初候，鸡乳。"鸡"，水畜也。得阳气而卵育，故云乳。二候，征鸟厉疾。"征鸟"，鹰隼之属，杀气盛极，故猛厉迅疾而善于击也。三候，水泽腹坚。阳气未达，东风未至，故水泽正结而坚。

斗纲解

一岁四时之候，皆统于十二辰。十二辰者，以斗纲所指之地，即节气所在之处也。正月指寅，二月指卯，三月指辰，四月指巳，五月指午，六月指未，七月指申，八月指酉，九月指戌，十月指亥，十一月指子，十二月指丑，谓之月建。天之元气，无形可观，观斗建之辰，即可知矣。斗有七星，第一曰魁，第五曰衡，第七曰杓，此三星谓之斗纲。假如正月建寅，昏则杓指寅，夜半衡指寅，平旦魁指寅。余月仿此。

十二辰次六合解

十二辰次者，如星纪、析木之类，十二次也；斗杓所指之月，十二建也；日月所会之次，十二辰也。如子月日月会于星纪，乃在牛宿度中；丑月日月会于玄枵，乃在虚宿度中。天地之气，建在子，会在丑；建在丑，会在子；建在寅，会在亥；建在亥，会在寅。十二宫相合皆然，所以谓之六合，前二图当参看。

二十八宿过宫歌

奎二过戌胃四酉，毕七从申未井九。

柳四方才过午行，张十五度归蛇首。

轸十过辰氐二卯，尾三到寅斗四丑。

女星二度入子宫，危十三兮从亥走。

二十八宿说

二十八宿，《史记》作二十八舍。如角、亢、氐、房、心、尾、箕，为东方七宿，位应苍龙，共计七十五度；斗、牛、女、虚、危、室、壁，为北方七宿，位应玄武，共九十八度四分度之一；奎、娄、胃、昴、毕、觜、参，为西方七宿，位应白虎，共八十度；井、鬼、柳、星、张、翼、轸，为南方七宿，位应朱雀，共一百一十二度。自房至毕十四宿，为阳主昼；自昴至心十四宿，为阴主夜。此经星之不动，而分主四方昼夜者，总计一百六十八星，三百六十五度四分度之一，以成周天之额数，而凡阴阳气数之变化，莫不昭著于此，医家不可不知。

中星岁差考

中星者，所以验岁时之气候，每于平旦初昏，见于南方正午之位者是也。四时十二月以次而转。第在尧时天心建子，甲辰冬至，日次虚鼠。汉太初冬至，日次牵牛，唐大衍冬至，日次南斗，宋至今冬至，日次南箕。又尧时中星昏中昴，今则昏中近奎矣，古今不同如此，始见岁差有度也。岁差者，以天有三百六十五度四分度之一，岁有三百六十五日四分日之一，天度行四分之一而稍有余，日行四分之一而颇不足。故天度常舒，日度常缩，天渐差而西，日渐差而东，此所以古今有异。自尧时至今已差五十余度，东晋虞喜谓约以五十年差一度，何承天以为太过，乃倍其年而又觉不及，至隋刘焯取二家之说而折中之，谓七十五年差一度，自后诸说不同。至元世祖用郭守敬所造授时历，谓六十六年有奇差一度者，似为近之。然岁久时更，恐尚有未能必者。兹并录之，以见岁差之概。

奎壁角轸天地之门户说

《五运行大论》曰："所谓戊己分者，奎壁角轸，则天地之门户也。"夫奎壁临乾，当戊土之位；角轸临巽，当己土之位。《遁甲经》亦曰："六戊为天门，六己为地户。"然而曰门曰户，必有所谓，先贤俱未详及。予尝考周天七政躔度，则春分二月中，日躔壁初，以次而南，三月入奎、娄，四月入胃、昴、毕，五月入觜、参，六月入井、鬼，七月入柳、星、张；秋分八月中，日躔翼末，以交于轸，循次而北，九月入角、亢，十月入氐、房、心，十一月入尾、箕，十二月入斗牛，正月入女、虚、危，至二月复交于春分而入奎壁矣。是日之长也，时之暖也，万物之发生也，皆从奎、壁始；日之短也，时之寒也，万物之收藏也，皆从角、轸始。故曰春分司启，秋分司闭。夫既司启闭，要非门户而何？然自奎、壁而南，日就阳道，故曰天门；角轸而北，日就阴道，故曰地户。又如春分日躔壁初，故言奎、壁。秋分日躔翼末，何以不言翼、轸而言角、轸？盖自角以后十四宿，计一百七十三度四分度之一，自奎以后十四宿，计一百九十二度，度有不齐，此秋分之所以在翼末，而经言角、轸者，正以翼度将完，而角、轸正当其令。且奎壁、角轸为对待之宿，而奎、壁为西北之交，角、轸为东南之交，故经云奎壁、角轸，天地之门户也。是以伏羲六十四卦方图，以乾居西北，坤居东南，正合天门地户之义。凡候之所始，即道之所生，有不可不通也。

气数统论

气者，天地之气候。数者，天地之定数。天地之道，一阴一阳而尽之，升降有期而气候行，阴阳有数而次第立。次第既立，则先后因之而定；气候即行，则节序由之而成。节序之所以分者，由寒暑之再更，寒暑之所以更者，由日行之度异。每岁之气，阳生于子而极于午，阴生于午而极于子。阳之进者，阴之退；阳之退者，阴之生。一往一来，以成一岁。朱子曰："冬至前四十五日属今年，后四十五日属明年。子时前四刻属今日，后四刻属明日。"

邵子曰："冬至子之半，天心无改移。"是俱言一发之气，终始皆在于子半，而冬至之日，正当斗柄建于子中，是为一岁之首尾也。

岁有三百六十五日二十五刻者，以周天之度，凡三百六十五度四分度之一也。天之行速，故于一昼一夜，行尽一周而过日一度，日行稍迟，每日少天一度，凡行三百六十五日二十五刻，少天一周，复至旧处而与天会，是为一岁。故岁之日数，由天之度数而定，天之度数，实由于日之行数而见也。

岁有十二月者，以月之行天，又迟于日，每日少天十三度十九分度之七，又曰：百分度之三十七。积二十九日九百四十分日之四百九十九，与日合朔而为一月。岁有十二会，故为十二月；斗有十二建，故为十二辰。斗之所建地上辰，辰之所会天上次，斗与辰合而月建昭然矣。故十一月建在子，一阳卦复；十二月建在丑，二阳卦临；正月建在寅，三阳卦泰；二月建在卯，四阳卦大壮；三月建在辰，五阳卦夬；四月建在巳，六阳卦乾；五月建在午，一阴卦姤；六月建在未，二阴卦遁；七月建在申，三阴卦否；八月建在酉，四阴卦观；九月建在戌，五阴卦剥；十月建在亥，六阴卦坤。是为一岁之气，而统言其月日也。

月日既定，时序乃分，四而分之，是为四季，曰春、曰夏、曰秋、曰冬。春为阳始，阳始则温，故曰少阳，少阳数七，阴中阳也。其气木，自东而西；其令生，自下而上。春者，蠢也，言万物之蠢动也。夏为阳极，阳极则热，故曰老阳，老阳数九，阳中阳也。其气火，自南而北；其令长，自长而茂。夏者，大也，言万物之盛大也。秋为阴始，阴始则凉，故曰少阴，少阴数八，阳中阴也。其气金，自西而东；其令收，自上而下。秋者，收也，言万物之收敛也。冬为阴极，阴极则寒，故曰老阴，老阴数六，阴中阴也。其气水，自北而南；其令藏，自下而闭。冬者，终也，言万物之尽藏也。土为充气，其位象君，故不主时，分旺①四季，各一十八日，以五分而分四季，每分各得七十二日，以成一岁之数。

然而一岁之气始于子，四季之春始于寅者何也？盖以建子之月，阳气虽始于黄钟，然犹潜伏地下，未现发生之功，及其历丑转寅，三阳始备，于是和风至而万物生，萌芽动而蛰藏振，遍满寰区，无非生意，故阳虽始于子，而春必起于寅。是以寅、卯、辰为春，巳、午、未为夏，申、酉、戌为秋，亥、子、丑为冬，而各分其孟、仲、季焉。由四季而分为八节，则春秋有立而有分，夏冬有立而有至。四季何以言立？立者建也，谓一季之气，建立于此也。

春秋何以言分？分者半也，谓阴阳气数，中分于此也。故以刻数之多寡言，则此时昼夜各得五十刻，是为昼

① 旺，原文为"王"。

类经图翼

夜百刻之中分；以阴阳寒暄言，则春分前寒而后热，秋分前热而后寒，是为阴阳寒热之中分；以日行之度数言，则春分后日就赤道之北，赤道者，天之平线居两极之中，各去九十一度三分度之一，横络天腹以纪经纬之度数也。日行之路谓之黄道，月行之路谓之白道。秋分后日就赤道之南，是为日行南北之中分，故春分曰阳中，秋分曰阴中也。

夏冬何以言至？至者极也，言阴阳气数，消长之极也。故以刻数之多寡言，则夏至昼长五十九刻，夜长四十一刻；冬至昼长四十一刻，夜长五十九刻，是为昼夜长短之至极；以阴阳之寒暄言，则冬至阴极而阳生，夏至阳极而阴生，是为阴阳寒热之至极；以日行之度数言，则冬至日南极而北返，夏至日北极而南返，是为日行南北之至极。故冬至曰阳始，夏至曰阴始也。《至真要大论》曰"气分谓之分，气至谓之至，至则气同，分则气异"者是也。

由四季而分为二十四气，则每季各得六气。如立春、雨水、惊蛰、春分、清明、谷雨，为春之六气，而四季各六也。由二十四气而分为七十二候，则每气各得三候，如《礼记·月令》及《吕氏春秋》云："立春节，初五日，东风解冻，为初候；次五日，蛰虫始振，为二候；后五日，鱼陟负冰，为三候也。候之所以五日者，天数五，以竟五行之气也。"《六节脏象论》曰"五日谓之候，三候谓之气，六气谓之时，四时谓之岁"也。然而一岁之中，复又有大六气以统之者，曰风、热、暑、湿、澡、寒，分司天在泉，左右间气，以行客主之令。斯天地之气，如环无端，周而复始，而亿万斯年，运行不息矣。

然而既有其气，亦必有其数。数非气不行，气非数不立。故《易传》曰："天地之数，所以成变化而行鬼神者。"然太极未动，气未见也，数何有焉？及自动而生阳，便有一数；自动而静，便是二数；静极复动，便是三数；动极复静便是四数。朱子曰："两仪者，始为一画以分阴阳，四象者，次为二画以分太少也。"是数之所起，亦惟阴阳而已。老子曰："一生二，二生三，三生万物。"夫一者太极也，二者阴阳也，三者阴阳之交也，阴阳交而万物生矣。阳数奇而属天，阴数偶而属地。天圆径一而围三，三各一奇，故曰参天，三三而九，阳数从此而流行；地方径一而围四，四为二偶，故曰两地，二四合六，阴数从此而凝定。三二相合，是为五数，故图书之数，皆以五居中也。

《河图》以天一生水，一得五而六，故地以六成之而居北；地二生火，二得五而七，故天以七成之而居南；天三生木，三得五而八，故地以八成之而居东；地四生金，四得五而九，故天以九成之而居西；天以五生土，五得五为十，故地以十成之而居中。生数为主而居内，成数为配而居外，此则《河图》之定数也。若以阴阳之次第老少参之，则老阳位一而数九，少阴位二而数八，少阳位三而数七，老阴位四而数六。阳主进，故由少阳之七，逾八至九而其进已极，故曰老阳；阴主退，故由少阴之八，逾七至六而其退已极，故曰老阴。阳数长，故少阳之七长于六，老阳之九长于八；阴数消，故少阴之八消于九，老阴之六消于七。此阴阳老少，消长进退之理也。故《河图》以老阳之位一而配老阴之数六，少阴之位二而配少阳之数七，少阳之位三而配少阴之数八，老阴之位四而配老阳之数九，是又《河图》阴阳互藏之妙也。故伏羲则之以画八卦，孔子推之而为大衍，而三百八十四爻，一万五百二十策，而乾坤万物之数备矣。

《洛书》之数，则阳为君而阴为臣，君居正而臣居侧，故戴九履一，左三右七，二四为肩，六八为足，五居于中，而纵横之数皆十五。一居正北，得中为六，而合南方之九为十五；三居正东，得中为八，而合西方之七为十五；二居西南，得中为七，而合东北之八为十五；四居东南，得中为九，而合西北之六为十五。故大禹则之以叙九畴，一曰五行，二曰五事，三曰八政，四曰五纪，五曰皇极，六曰三德，七曰稽疑，八曰庶征，九曰福德。皇极居中，而八者环列于外。

《河图》之数，分生成而言其全，以生数为主，而以成数合之，故《河图》之位十，而数凡五十五。《洛书》之数分奇偶，而言其变，以四正之阳而统四隅之阴，故《洛书》之位九，而数凡四十五。合河洛二数，共成一百，乃为天地自然之全数。然二数虽有异同，而理则相为迭用，是以天地之数，始于一而全于十。天数五，一、三、五、七、九是也；地数五，二、四、六、八、十是也。天数二十五，五其五也；地数三十，六其五也。小衍为十，两其五也；大衍五十，十其五也。故又曰五为数祖。邵子曰："天地之本起于中。"

夫数之中者五与六也。五居一、三、七、九之中，故曰五居天中为生数之主；六居二、四、八、十之中，故曰六居地中为成数之主。《天元纪大论》曰："天以六为节，地以五为制。"是以万候之数，总不离于五与六也，而五六之用，其变见于昭著者，尤有显证。如初春之桃五其瓣，天之所生也；深冬之雪六其出，地之所成也。造化之妙，夫岂偶然？

故以五而言，则天有五星，地有五岳，人有五常，以至五色、五味、五谷、五畜之类，无非五也。而十根于一，百根于十，小之而厘毫尘秒，大之而亿兆无量，总属五之所化，而皆统于天之五中也。

以六而言，则天有六合，岁有六气，卦有六爻，以至六律六吕，六甲六艺之类，无非六也。而老阳之数三十六，老阴之数二十四，合之而为六十；少阳之数二十八，少阴之数三十二，合之亦为六十。总属六之所化，而皆统于地之六中也。

总之，五为阳也，而五实统乎阴之六；六为阴也，而六实节于阳之五。《天元纪大论》曰："所以欲知天地之阴阳者，应天之气，动而不息，故五岁而右迁；应地之气，静而守位，故六期而环会。"五六相合，而七百二十气为一纪，得非天地之气，总皆五六之所生成者欤！

试举一岁之气，及干支之数而言，从天用干，则五日一候，五阴五阳而天之所以有十干，甲戌以阳变，己癸以阴变，五之变也；从地用支，则六日一变，六刚六柔而地之所以有十二支，子巳以阳变，午亥以阴变，六之变也。十干以应日，十二支以应月，故一年之月两其六，一月之日六其五，一年之气四其六，一气之候三其五，总计一年之数三十六甲而周以天之五，三十子而周以地之六，故为十二月、以二因六得此。二十四气、以十五日，归三百六十得此。七十二候、以五日归三百六十得此。三百六十日、以三十日，因十二月得此。四千三百二十辰、以十二辰，因三百六十日得此。十二万九千六百分，以三百六十日，因三百六十分得此。何非五六之所化？一岁之数如此，而元会运世之数亦如此。如一岁之统十二月，一月之统三十日，一日之统十二时，一时之统三十分。故一元之统十二会，一会之统三十运，一运之统十二世，一世之统三十年，而天地气运之道，概乎此矣。

惟是数之为学，圆通万变，大则弥纶宇宙，小则纤悉秋毫。若夫拆一为二，拆二为四，拆四为八，拆八而十六，拆之到底，何有穷已？譬之因根而干，因干而枝，愈多则愈细，愈细则愈繁，固茫然莫可测其徼，而实则各得其一耳。故凡象之在天下，形之在地上，鬼神居幽冥之间，无不丽乎数。而先王所以察河洛之图书，垂奇偶之名目，数天以度，数地以里，数鬼神以阴阳，数气候以律吕；轻重者数以权衡，方圆者数以规矩，长短者数之以度，浅深者数之以量；归除可以数消，因乘可以数长。然则仰而观，俯而察，上而苍天，下而黄泉，大含元气，细入无伦，亦有能逃于数之外者否乎？故以天地而观人，则人实太仓之一粟，以数而观天地，则天地特数中之一物耳。数之为学，岂易言哉？苟能通之，则幽显高下，无不会通，而天地之大，象数之多，可因一而推矣。明乎此者，自列圣而下，惟康节先生一人哉！

附：元会运世总数 邵子《皇极经世》。

一分统十二秒。

一时统三十分，三百六十秒。

一日统十二时，三百六十分，四千三百二十秒。

一月统三十日，三百六十辰，三十个十二辰。

　一万八百分，十二万九千六百秒。

一年统十二月，三百六十日，十二个三十日。

　四千三百二十辰，十二万九千六百分。

一世统三十年，三百六十月，三十个十二月。

　四千三百二十日，十二万九千六百辰。

一运统十二世，三百六十年，十二个三十年。

　四千三百二十月，十二万九千六百日。

类经图翼

一会统三十运，三百六十世，三十个十二世。

一万八百年，十二万九千六百月。

一元统十二会，三百六十运，十二个三十运。

四千三百二十世，十二万九千六百年。

十干起子建寅图

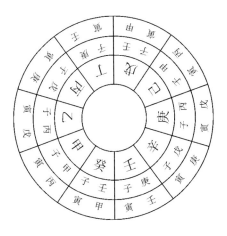

十干起子歌：

甲己还加甲，

乙庚丙作初。

丙辛从戊起，

丁壬庚子居。

戊癸何方始？

壬子是直途。

求正月建寅法：

于子上进二位。

如甲子至寅，

即丙寅也。余仿此。

一卷　运气上

二十八宿五行所属图

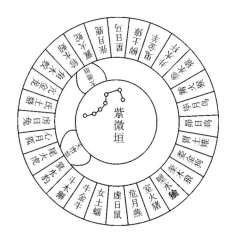

九宫分野图

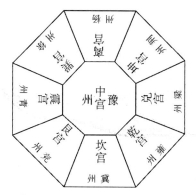

上①九州十二宫天星分野，《内经》止言九宫分数，未有九州详载，按殷周以下之制，皆以扬州隶丑，青州隶子，徐

---

① 上，原文为"右"。

州隶戍，如前图之类，莫解所谓。且天星周于六合，而欲以中国尽配之，其义何居？及考《奇门》诸家则合于《禹贡》，复有此九宫分野，与前十二宫者有所不同，抑又何也？此其中恐有误者，盖不在此则在彼矣。今并图于此，以便考正。

《禹贡》九州分野

《尔雅》有徐、幽、营，而无青、梁、并。青入于徐，梁入于雍，并入于冀，此殷制也。《职方》有青、幽、井，而无徐、梁、营，分冀为并，而并营于幽，复《禹贡》之青而以徐入青也。

冀州

今属北直隶，山西兼河南省彰德、卫辉、怀庆三府。

《禹贡》曰："冀州。"冀州三面距河，兖河之西，雍河之东，豫河之北。《周礼·职方》河内曰冀州是也，又曰幽州，而营并于幽，营即辽东也。

兖州

今属山东省，兖州东昌二府。

《禹贡》曰："济河惟兖州。"其界东南据济，西北距河。

青州

今属山东省，青州、济南、登州、莱州四府，并辽东。

《禹贡》曰："海岱惟青州。"其界东北至海，西南距岱。"岱"，泰山也。

徐州

今属南直隶，徐州。

《禹贡》曰："海岱及淮惟徐州。"其界东至海，南至淮，北至岱。而西不言济者，以岱之阳，济东为徐；岱之北，济东为青，言济不足以辨，故略之也。《尔雅》济东曰徐州者，商无青，并青于徐也。《周礼》正东曰青州者，周无徐，并徐于青也。

扬州

今属南直隶、浙江、江西、福建、广东五省。

《禹贡》曰："淮海惟扬州。"其界北至淮，东南至于海。

荆州

今属湖广、广西、贵州三省。

《禹贡》曰："荆及衡阳惟荆州。"其界北距南条荆山，南尽衡山之阳，唐孔氏曰荆州以衡山之阳为至者，盖南山惟衡山最大，以衡阳言之，见其地不止此山，而犹包其南也。

豫州

今属河南省，兼湖广、襄阳、郧阳二府。

《禹贡》曰："荆河惟豫州。"其界西南至南条荆山，北距大河。

梁州

今属四川、云南二省，兼贵州省贵阳、思州、普安等州。

《禹贡》曰："华阳黑水惟梁州。"其界东距华山之南，西距黑水。

雍州

今属陕西省。

《禹贡》曰："黑水西河为雍州。"其界西据黑水，东距西河，谓之西河者，主冀都而言也。

类经图翼

二卷 运气下

（明）张景岳著

五运图

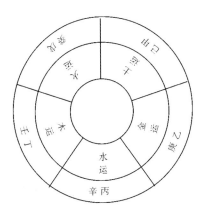

《天元纪大论》曰："甲己之岁，土运统之；乙庚之岁，金运统之；丙辛之岁，水运统之；丁壬之岁，木运统之；戊癸之岁，火运统之。"《五运行大论》义亦同。

五天五运图

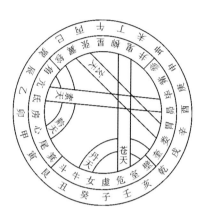

五天歌

木苍危室柳鬼宿，火丹牛女壁奎边。

土黅心尾轸角度，金素亢氐昴毕前。

水玄张翼娄胃是，下为运气上经天。

五天五运图解

此太古占天之始，察五气，纪五天，而所以立五运也。五天五气者，谓望气之时，见丹天之火气，经于牛女壁奎四宿之上，下临戊、癸之方，此戊、癸之所以为火运也；黅天之土气，经于心尾角轸四宿之上，下临甲己之方，此甲己之所以为土运也；苍天之木气，经于危室柳鬼四宿之上，下临丁壬之方，此丁壬之所以为木运也；素天之金气，经于亢氐昴毕四宿之上，下临乙庚之方，此乙庚之所以为金运也；玄天之水气，经于张翼娄胃四宿之上，下临丙辛之方，此丙辛之所以为水运也。是知五运之化，莫不有所由从，盖已肇于开辟之初矣。详《太始天元册》文，及《天元纪大论》中。

又五运图解

自太始初分，阴阳析位，虽五运之象昭于五天，然尚有月建之法，及十二肖之说，则立运之因，是又一理。月建者，单举正月为法。如甲己之岁，正月首建丙寅，丙者火之阳，火生土，故甲己为土运；乙庚之岁，正月首建戊寅，戊者土之阳，土生金，故乙庚为金运；丙辛之岁，正月首建庚寅，庚者金之阳，金生水，故丙辛为水运；丁壬之岁，正月首建壬寅，壬者水之阳，水生木，故丁壬为木运；戊癸之岁，正月首建甲寅，甲者木之阳，木生火，故戊癸为火运。此五运生于正月之建者也。

十二肖者，谓十二宫中，惟龙善变而属辰位，凡十干起甲，但至辰宫，即随其所遇之干而与之俱变矣。如甲己干头，起于甲子，至辰属戊，戊为土，此甲己之所以化土也；乙庚于头起于丙子，至辰属庚，庚为金，此乙庚之所以化金也；丙辛干头，起于戊子，至辰属壬，壬为水，此丙辛之所以化水也；丁壬干头，起于庚子，至辰属甲，甲为木，此丁壬之所以化木也；戊癸干头，起于壬子，至辰属丙，丙为火，此戊癸之所以化火也。此又五运之遇龙而变者也。又一说谓甲刚木，克己柔土，为夫妇而成土运；乙柔木，嫁庚刚金而成金运；丁阴火，配壬阳水而成木运；丙阳火，娶辛柔金而成水运；戊阳土，娶癸阴水而成火运。此二说者义各不同，今并存之，以备参校。

五运三气之纪图

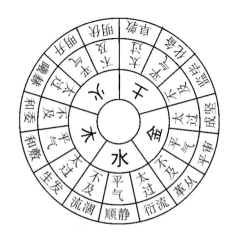

三气歌

敷和发生委和木，升明赫曦伏明火。

审平坚成从革金，备化敦阜毕监土。

静顺流衍涸流水，平气太过不及数。

（义详运气类十三）

五音建运太少相生图

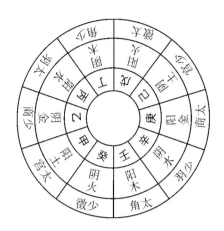

五音建运图解

　　《运气全书》曰："五音者，五行之声音也。土曰宫，金曰商，水曰羽，木曰角，火曰徵[1]。"《晋书》曰："角者触也，象诸阳气触动而生也，其化丁壬；徵者止也，言物盛则止也，其化戊癸；商者强也，言金性坚强也，其化乙庚；羽者舒也，言阳气将复，万物将舒也，其化丙辛；宫者中也，得中和之道，无往不畜。"又总堂室奠阼谓之宫，所围不一，盖以土气贯于四行，旺[2]于四季，荣于四脏，而总之之谓也，其化甲己。故天干起于甲土，土生金，故乙次之；金生水，故丙次之；水生木，故丁次之；

---

　　① 徵，原文"征"，相通。
　　② 旺，原文"王"。

木生火，故戊次之；火又生土，故己又次之，循序以终于癸而复于甲也。

十干以甲、丙、戊、庚、壬为阳，乙、丁、己、辛、癸为阴；在阳则属太，在阴则属少；太者为有余，少者为不及。阴阳相配，太少相生，如环无端，共成气化。但气有太少，则至有迟速，故《六元正纪大论》曰："常以正月朔日平旦视之，运有余其至先，运不及其至后，非有余非不足，是谓平岁，其至当其时也。"《六微旨大论》曰："至而至者和；至而不至，来气不及也；未至而至，来气有余也。"又如太过被抑，不及得助，皆为平气。所谓候之所始，道之所生，不可不通也。

五音五运太少相生解

运气有三，曰大运、主运、客运，皆有五音之属。大运者，中运也，主一岁之气，如甲己之年，土运统之之类也。主运者，四时之常令也，如春木属角，夏火属徵，秋金属商，冬水属羽，土寄四季属宫，岁岁相仍者是也。客运者，十年一周，如甲年阳土，则太宫起初运，乙年阴金，则少商起初运，五运不同，迭相用事者是也。然三运之中，俱有太少相生之异。盖太者属阳，少者属阴，阴以生阳，阳以生阴，一动一静，乃成易道。故甲以阳土，生乙之少商；乙以阴金，生丙之太羽；丙以阳水，生丁之少角；丁以阴木，生戊之太徵；戊以阳火，生己之少宫；己以阴土，生庚之太商；庚以阳金，生辛之少羽；辛以阴水，生壬之太角；壬以阳木，生癸之少徵；癸以阴火，复生甲之太宫。大运不离于阴阳，主客不离于大运。主运之气，每岁相同，故春必始于角，而冬则终于羽。客运之气，各以本年中运为初运，而以次相生也。故《六元正纪大论》列各年运气。如太阳、少阳、少阴之政，子午、寅申、辰戌之纪，三十年运皆起于五太；太阴、阳明、厥阴之政，丑未、卯酉、巳亥之纪，三十年运皆起于五少者，所以纪客运也。又如角下注一"初"字，羽下注一"终"字。凡甲、乙、丙、壬、癸五年，皆以太角为初。戊、己、庚、辛、丁五年，皆以少角为初者，所以纪主运也。主客运图如后，六十年运气之纪，详运气类十七。

五运主运图

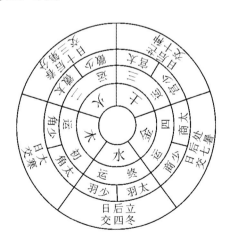

五运主运图说

《六元正纪大论》曰："夫五运之化，或从天气，或逆天气；或从天气而逆地气，或从地气而逆天气；或相得，或不相得。"又曰："先立其年以明其气，金、木、水、火、土运行之数，寒、暑、燥、湿、风、火临御之化，则天道可见，民病可调。"此经文明言五运之化有常数，客主之运有逆顺也。盖六气之有主客，而五运亦有主客。六气之有六步，而五运之气，岂一主其岁而四皆无用，不行生化者乎？故每岁于客运之外，仍有每岁之主运，皆起于角而以次下生者也。如木主春令而为角；木生火，故火次之，主夏令而为徵；火生土，故土又次之，主长夏令而为宫；土生金，故金又次之，主秋令而为商；金生水，故水又次之，主冬令而为羽。每岁三百六十五日二十五刻，以五分分之，则每运得七十三日零五刻，云七十二日者，以三百六十日为言也。亦与六步之主气同，而皆始于大寒日，但岁气分阴阳而主运有太少之异耳。假如甲年为阳土，运属太宫用事，而上推至初运之角，则其生太宫者少徵也，生少徵者太角也；是以甲年之主运起太角，太少相生而终于太羽。己年为阴土，运属少宫用事，而上推至初运之角，则其生少宫者太徵也，生太徵者少角也，是己年之主运起少角，亦少太相生而终于少羽也。又如乙年为阴会，运属步商，而上推至初运之角，则其生少商者太宫也，生太宫

类经图翼

者少徵也，生少徵者太角也，是乙年之主运起太角，而终于太羽。庚年为太商，上推至角属少角而终于少羽也。余年仿此。此主运之气，必始于角而终于羽，一定不易，以时交司，而为每岁之常令也。

各年五运交司时日

申子辰年

初运，大寒日寅初初刻起。

二运，春分后第十三日寅正一刻起。

三运，芒种后第十日卯初二刻起。

四运，处暑后第七日卯正三刻起。

五运，立冬后第四日辰初四刻起。

巳酉丑年

初运，大寒日巳初初刻起。

二运，春分后第十三日巳正一刻起。

三运，芒种后第十日午初二刻起。

四运，处暑后第七日午正三刻起。

五运，立冬后第四日未初四刻起。

寅午戌年

初运，大寒日申初初刻起。

二运，春分后第十三日申正一刻起。

三运，芒种后第十日酉初二刻起。

四运，处暑后第七日酉正三刻起。

五运，立冬后第四日戌初四刻起。

亥卯未年

初运，大寒日亥初初刻起。

二运，春分后第十三日亥正一刻起。

三运，芒种后第十一日子初二刻起。

四运，处暑后第七日子正三刻起。

五运，立冬后第四日丑初四刻起。

类经图翼

五运客运图

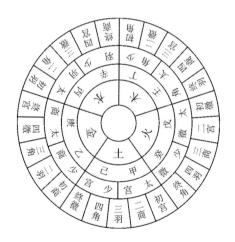

五运客运图说

　　客运者，亦一年五步，每步各得七十三日零五刻。假如甲己之年为土运，甲属阳土为太宫，己属阴土为少宫。

故甲年则太宫为初运；太生少，故少商为二运；少又生太，故太羽为三运；太又生少，故少角为四运；少又生太，故太徵为终运。己年则少宫阴土为初运，少宫生太商为二运，太商生少羽为三运，少羽生太角为四运，太角生少徵为终运。太少互生，凡十年一主令而竟天干也。但主运则必春始于角而冬终于羽，客运则以本年中运为初运，而以次相生，此主运客运之所以有异也。

夫五运六气者，无非天地之气候，六气有司天在泉以主岁，五运有大运以主岁；六气有主客气以主岁时，五运亦有主客运以行天令。《运气全书》云："地之六位则分主于四时，天之五运亦相生而终岁度。"《天元玉册·截法》中亦有"岁之客运，行于主运之上"，与六气主客之法同。虽本经未有明言，而气运生化之理，在所必至，当以《天元玉册》为法。

五运太少齐兼化图

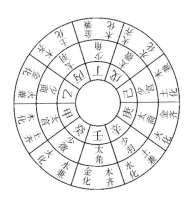

六十年气运相临逆顺图

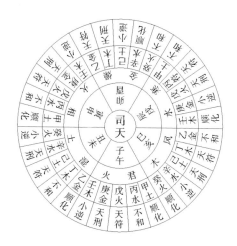

五运太少齐兼化逆顺图解

气运有盛衰之殊，年干有太少之异。阳年曰五太，因其气旺有余也；阴年曰五少，因其气衰不及也。太过则己胜，反齐胜己者之化；不及则己弱，以致胜己者来兼其化。上应于天，有星辰倍减之象；下应于地，有动植耗育之征。盖以五运之休因旺相不同，而万物之成熟灾伤有厚薄也。然而不及之年，得助合则同其正化；太过之纪，被制抑则得其平和。此生化胜复之理，所以无穷，而方月应变之妙，岂容执一。要非知权达变之士，有不可以易造者也。条略于下。

太过岁： 凡五运阳年，各主六年，五六共三十年。太过之年，反齐胜己之化。如太宫土运，反齐木化；太角木运，反齐金化；太商金运，反齐火化；太徵火运，反齐水化；太羽水运，反齐土化也。

不及岁：五运阴年，各主六年，五六共三十年。不及之年，则胜者来兼其化。如少宫土运，木来兼化；少角木运，金来兼化；少商金运，火来兼化；少徵火运，水来兼化；少羽水运，土来兼化也。

太宫：六甲年也。

太商：六庚年也。金运太过。若逢子午君火、寅申相火司天之年，则太商被天之抑，乃得其平，所谓上徵与正商同也。正商者，如乙酉比和之类。余仿此。若逢辰戌寒水司天，亦为小逆，以水为金子，子居父上，故曰逆。余仿此。

太角：六壬年也。木运太过。若逢子午、寅申二火司天则为逆，以子居父上也。

太徵：六戊年也。火运太过。若逢辰戌寒水司天，则太徵被抑，乃得其平，所谓上羽与正徵同也。

太羽：六丙年也。

少宫：六己年也。土运不及。若逢丑未湿土司天，为中运得助，所谓上宫同正宫也；若逢巳亥风木司天，则木兼土化，所谓上角同正角也。

少商：六乙年也。金运不及。若逢卯酉燥金司天，为中运得助，所谓上商同正商也；若逢巳亥风木司天，以金不及，火来兼化，则木得其政，所谓上角同正角也。

少角：六丁年也。木运不及，若逢巳亥风木司天，为中运得助，所谓上角同正角也；若逢卯酉燥金司天，则金兼木化，所谓上商同正商也；若逢丑未湿土司天，以木不及，金来兼化，则土得其政，所谓上宫同正宫也。

少徵：六癸年也。火运不及，若逢卯酉燥金司天之年，以火不及，水来兼化，则金得其政，所谓上商同正商也。

少羽：六辛年也。水运不及，若逢丑未湿土司天，则土兼水化，所谓上宫同正宫也。

齐化：凡阳年太过，则为我旺，若遇克我之气，其有不能胜我，我反齐之。如戊运水司天，上羽同正徵，是以火齐水也；庚运火司天，上徵同正商，是以金齐火也。

兼化：凡阴年不及，则为我弱，我弱则胜我者来兼我化，以强兼弱也。如己运木司天，上角同正角，是以木兼土也；辛运土司天，上宫同正宫，是以土兼水也；丁运金司天，上商同正商，是以金兼木也。

平气：如运太过而被抑，运不及而得助也。如戊辰阳年，火运太过，而寒水司天抑之；癸巳阴年，火运不及，而巳位南方助之；辛亥水运不及，而亥位北方助之。又如丁运木司天，上角同正角也；己运土司天，上宫同正宫也；乙运金司天，上商同正商也。皆曰平气，而物生脉应，皆得平和之气也。

得政：如乙年阴金，木司天，金运不及，火来兼化，则木不受克而得其政，所谓上角同正角也；丁年阴木，土司天，木运不及，金来兼化，则土不受克而得其政，所谓上宫同正宫也；癸年阴火，金司天，火运不及，水来兼化，则金不受克而得其政，所谓上商同正商也。此虽非亢则害，然亦以子救母，而实则承乃制之义。

干德符：谓新运初交之月日时，与运相合者，亦得其平。如丁亥年初交之月日时得壬者，则壬与丁合之类是也，非初交之时日则不相济。所谓合者，甲与己合，乙与庚合，丙与辛合，丁与壬合，戊与癸合也。又如阴年胜气未至，及被胜既复之后，得六气初交之时日，及月建之干相助合者，即得正位，亦获平气也。

上凡诸言上者，司天为上也。诸言正宫、正商类者，乃五运之平气为正也。五运太少所纪各不同者，盖有遇有不遇也。又如君火、相火、寒水，例属阳年之司天；风木、湿土、燥金，例属阴年之司天。六十年中各有上下临遇，或天胜运，或运胜天；或太过者不务其德，或不及者逢其所胜。故《五运行大论》曰："气相得则微，不相得则甚。"相得者，如木火相临，火土相临，土金相临，金水相临，水木相临，以上生下，司天生运者是也。不相得者，如木土相临，土水相临，水火相临，火金相临，金木相临，以上克下，司天克运者是也。又如土临火，火临木，木临水，水临金，金临土，以下生上，虽曰相生，然子居母上，亦为小逆而主微病。又如木临金土，火临水金，土临木水，金临火木，水临土火，乃天运相克，为不相得，故其病甚。其他若太乙天符、岁会、同天符、同岁会，则其符会，虽皆曰平气，然而纯驳固自不同，逆顺亦有轻重。且司天既有临遇，在泉岂无临遇？天地既有临遇，六步岂无临遇？

玄理无穷，一隅三反，贵在因机推测也。此当与《天符岁会图》，及"六十年运气政令之"纪相参看。

天地六气之图

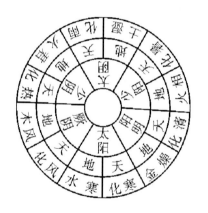

天地六气图解

《天元纪大论》曰："夫五运阴阳者，天地之道也。"又曰："在天为气，在地成形，形气相感而化生万物矣。"又曰："神在天为风，在地为木；在天为热，在地为火；在天为湿，在地为土；在天为燥，在地为金；在天为寒，在地为水。"夫六气之合于三阴三阳者，分而言之，则天地之化，有气有形；合而言之，则阴阳之理，标由乎本。所谓标本者，六气为本，三阴三阳为标。有《本标中气图解》见后第四卷。如主气之交司于四时者，春属木为风化，夏初君火为热火，盛夏相火为暑化，长夏属土为湿化，秋属金为燥化，冬属水为寒化。此六化之常，不失其常，即所谓当其位则正也。如客气之有盛衰逆顺者，则司天主上，在泉主下，左右四间，各有专旺，不时相加以为交合，此六化之变，变有不测，即所谓非其位则邪矣。故正则为德、化、政、令，邪则为灾、变、眚、伤。太者之至徐而常，少者之至暴而亡，而凡为淫胜、邪胜、相胜、相复等变，亦何莫非天地六化之气所致欤！

六气正化对化图

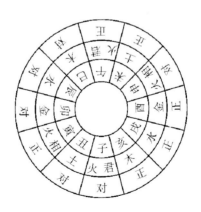

正化对化图说

六气分上下左右而行天令，十二支分节令时日而司地化，然以六气而加于十二支，则有正化对化之不同。

如厥阴之所以司于巳亥者，以厥阴属木，木生于亥，故正化于亥，对化于巳也；少阴所以司于子午者，以少阴为君火，当正南离位，故正化于午，对化于子也；太阴所以司于丑未者，以太阴属土居中，旺于西南未宫，故正化于未，对化于丑也；少阳所以司于寅申者，以少阳属相火，位卑于君，火生于寅，故正化于寅，对化于申也；阳明所以司于卯酉者，以阳明属金，酉为西方金位，故正化于酉，对化于卯也；太阳所以司于辰戌者，太阳为水，辰戌属土，然水行土中而戌居西北，为水渐旺乡，是以《洪范》五行以戌属水，故正化于戌，对化于辰也。

一曰正司化令之实，对司化令之虚；一曰正化从本生数，对化从标成数。皆以言阴阳之衰盛，合于十二辰，以为动静消息者也。此说详具《玄珠》，今录之以备参考。

交六气节令图

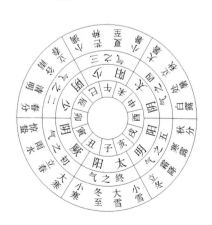

歌曰

> 大寒初气春分二，小满三分大暑四。
>
> 秋分交着五之初，小雪为终六之次。

交六气节令图解

四时六气，节有常期。温暑凉寒，岁有常令。《运气全书》云："阴阳相遘，分六位而日月推移；寒暑弛张，运四时而气令更变。"故凡一岁之气，始于大寒日，交风木之初气；次至春分日，交君火之二气；次至小满日，交相火之三气；次至大暑日，交湿土之四气；次至秋分日，交燥金之五气；次至小雪日，交寒水之终气。每气各主六十日八十七刻半，是谓六步。每步中各有节序四气，是谓二十四气，而所以节分六步者也。总六步而得三百六十五日二十五刻，以成一岁。故《六微旨大论》曰"显明之右，君火之位也。君火之右，退行一步，相火治之；复行一步，土气治之；复行一步，金气治之；复行一步，水气治之；复行一步，木气治之"者，正以言六位之主气也。"显明"者，谓日出之地，即卯位也。"右"者，谓卯在东方，面东视之，君火当二之气，位在卯之右也。"退行"者，谓君火又右一步，当三气相火之位也。余仿[①]此，义详运气第六。

---

① 仿，原文为"放"，疑误。

逐年主气图

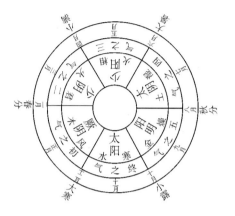

此逐年主气之位次也，六气分主四时，岁岁如常，故曰主气。

逐年客气图

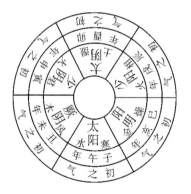

此逐年客气也。如子午年，则太阳为初气，厥阴为二气，少阴为司天为三气，太阴为四气，少阳为五气，阳明为在泉为六气。丑未则厥阴为初气，以次而转。余可仿此类推也。

主气图解

主气者，地气也，在地成形，静而守位，谓木、火、土、金、水，分主四时而司地化，以为春、夏、秋、冬，岁之常令者是也。

然主气以五行相生为序，而太阴土所以居少阳火[1]之后也。如厥阴木之所以主初气者，以春木为方生之始也，主春分前六十日有奇，自斗建丑中起，至卯中止，天度至此，风气乃行。春木生火，故少阴君火为二气，主春分后六十日有奇，自斗建卯中起，至巳中止，天度至此，暄淑乃行。君相以同气相随，故少阳相火，继君火而为三气，主夏至前后各三十日有奇，自斗建巳中起，至未中止，天度至此，炎热乃行。夏火生土，故太阴湿土为四气，主秋分前六十日有奇，自斗建未中起，至酉中止，天度至此，云雨乃盛，湿蒸乃作。长夏之土生金，故阳明燥金为五气，主秋分后六十日有奇，自斗建酉中起，至亥中止，天度至此，清气乃行，万物皆燥。秋金生水，故太阳寒水为终气，主冬至前后各三十日有奇，自斗建亥中起，至丑中止，天度至此，寒气乃行。

此为一岁之主气，有常而无变者也。至于年神有太少之异，六步有正对之殊，客气布行天令，以加临于主气之

---

① 少阳火：原文为"少阴火"，疑误。

上，斯上下相召而变生矣。主客二图当参看。

客气图解

客气者，天气也，在天为气，动而不息，乃为天之阴阳，分司天、在泉、左右四间之六气者是也。故三阴三阳之气，更迭主时而行天令，以加临于主气之上，而为一岁之变化。

然客气以阴阳先后之数为序，故太阴土所以居少阳火之前也。如三阴之序，以厥阴为始者一阴也，次少阴者二阴也，又次太阴者三阴也。三阳之序，以少阳为始者一阳也，次阳明者二阳也，又次太阳者三阳也。湿土一也，而客气之湿居火前，主气之土居火后，虽若前后有不同，而实皆处乎六者之中，正以见土德之位也。凡客令所至，则有寒、暑、燥、湿、风、火非常之化，故冬有烁石之热，夏有凄沧之凉，和则为生化，不和则为灾伤，此盖以客气所加，乃为胜制郁发之变耳。

故《五运行大论》曰："五气更立，各有所先，非其位则邪，当其位则正。气相得则微，不相得则甚。"又曰："气有余，则制己所胜，而侮所不胜；气不及，则己所不胜侮而乘之，己所胜轻而侮之。侮反受邪，侮而受邪，寡于畏也。"此客气有不时之加临，而主气则只当奉行天令耳，故凡客、主之气，则但有胜而无复也。

总而言之，司天通主上半年，在泉通主下半年，此客

类经图翼

气之概也。析而言之，则六气各有所主，此分六气之详也。司天在上，在泉在下，中运居中，通主一岁。如司天生克中运，谓之以上临下为顺；运气生克司天，谓之以下临上为逆。在泉亦然。顺分生克之殊，逆有大小之别。此古人举运气之端倪耳。

若其二气相合，象变迥异，千变万化，何有穷尽？如四时有非常之化，常外更有非常；四方有高下之殊，殊中又分高下。百步之内，晴雨不同；千里之外，寒暄非类。故察气候者，必因诸天；察方宜者，必因诸地。圆机之士，又当因常以察变，因此以察彼，庶得古人未发之玄，而尽其不言之妙欤！

司天在泉左右间气图

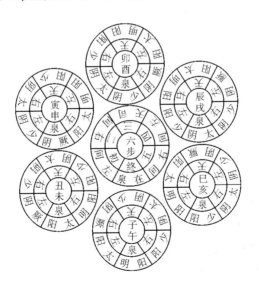

司天歌

> 子午少阴为君火，丑未太阴临湿土。
>
> 寅申少阳相火旺，卯酉阳明燥金所。
>
> 辰戌太阳寒水边，巳亥厥阴风木主。
>
> 初气起地之左间，司天在泉对面数。

司天在泉图解

司天、在泉、四间气者，客气之六步也。凡主岁者为司天，位当三之气；司天之下相对者为在泉，位当终之气。司天之左，为天之左间，右为天之右间；在泉之左，为地之左间，右为地之右间。每岁客气始于司天前二位，乃地之左间，是为初气，以至二气、三气，而终于在泉之六气，每气各主一步。然司天通主上半年，在泉通主下半年，故又曰岁半已前，天气主之，岁半已后，地气主之也。

《五运行大论》曰："天地者，万物之上下也。左右者，阴阳之道路也。""诸上见厥阴，左少阴，右太阳；见少阴，左太阴，右厥阴；见太阴；左少阳，右少阴；见少阳，左阳明，右太阴；见阳明，左太阳，右少阳；见太阳，左厥阴，右阳明。所谓面北而命其位也。"面北命位者，谓司天在上，位在南方。面北而命其左右，则东南为司天之右间，西南为司天之左间也。又曰："'何谓下？'

曰：'厥阴在上，则少阳在下，左阳明，右太阴；少阴在上，则阳明在下，左太阳，右少阳；太阴在上，则太阳在下，左厥阴，右阳明；少阳在上，则厥阴在下，左少阴，右太阳；阳明在上，则少阴在下，左太阴，右厥阴；太阳在上，则太阴在下，左少阳，右少阴。所谓面南而命其位也。'"面南命位者，谓在泉在下，位在北方；面南而命其左右，则东北为在泉之左间，西北为在泉之右间也。

上者右行，自西南而降；下者左行，自东北而升，左右周天，余而复会。故上下相遘，天地相临，而变化逆顺，由兹生矣。虽同类相和、气化相生者谓之顺；异类相临、气化相制者谓之逆。然有气虽同类而亦为病者，以相火临于君火，为不当位故也。故《六微旨大论》曰："君位臣则顺，臣位君则逆。逆则病近害速，顺则病远害微，所谓二火者是也。"此当与前五运太少齐兼化图解参看。

《六微旨大论》曰："'天道六六之节，盛衰何也?'曰：'上下有位，左右有纪。故少阳之右，阳明治之；阳明之右，太阳治之；太阳之右，厥阴治之；厥阴之右，少阴治之；少阴之右，太阴治之；太阴之右，少阳治之。'"此言客气阴阳之次序也。

司天在泉指掌图

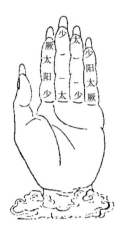

推六气法：凡司天前二位即初气，前一位即二气，本位司天为三气，后一位为四气，后二位为五气，后三位为终气，即在泉也。掌中一轮，六气燎然在握。

六气以厥阴为一阴，少阴为二阴，太阴为三阴。少阳为一阳，阳明为二阳，太阳为三阳。故但记厥、少、太、少、阳、太六字，则六气尽矣。厥、少、太为三阴，少、阳、太为三阳也。其法以巳亥为始，即起厥阴司天。故于巳亥位起厥字，子午位为少字，丑未住为太字，顺数到底，皆其年分之司天也。其余五气，循次可推矣。

指掌解

邵子曰："天有四时，地有四方，人有四肢，指节可以观天，掌文可以察地，天地之理，具于掌矣。"

一曰：手仰本乎天亲上，足方俯乎地亲下。手可翻覆足不可者，阳能兼阴，阴不能兼阳也。

掌之后高前下，象地之西北多山，东南多水也。聚为川泽，掌中之文如川象也。手自掌腕肘至肩，足自趾胫股①至胯，各三节，三四应十二次也。四肢应天四时，应地四方。

一手四指各三节，应十二辰，两手合之，应二十四气。拇指三节，二节为阴阳，隐者为太极。掌，大物也。合之而三十二，应天卦，并手足为六十四，兼地卦。地体极于十六，一手有十六数而显者十五，一者太极，隐于大物之间也。

人之四肢各有脉，应四时之气也；一脉三部，应一时三月也；一部三候，应一月三旬乾策也。《素问》以十二节气出于天气，而应人之十二经脉，谓手足各有三阴三阳也。

阴阳家以十二支分于指之周圈十二节，谓之十二支掌；以《洛书》数分于食、中、名三指各三宫，谓之九宫掌；以八卦分于食、中、名三指，去中宫不用，乾起名指根西北方位，以次而终兑于正西，谓之八方掌。以一坎起食指根，逐节而上，二坤、三震、四巽、五中、六乾、七兑、八艮、九离，而终于名指根，谓之排山掌；以一白、二黑、三碧、

---

① 股，原文为"肢"，据文意改。

四绿、五黄、六白、七赤、八白、九紫，亦如前法，谓之紫白掌；以甲起寅位而癸终于亥，去子丑两宫不用，谓之十干掌；用食、中、名上下六节，谓之六壬掌。

由是观之，是天地之理，举掌可尽。邵子固非欺我，而天之生人，又岂偶然哉？

地理之应六节图

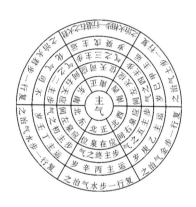

此图上者右行，下者左行，自初至终，乃为地之主气，静而守位者也。义出《六微旨大论》中。

天符之图

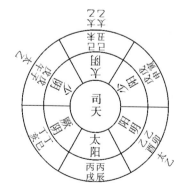

天符者，中运与司天相符也。如丁年木运，上见厥阴风木司天，即丁巳之类，共十二年。

太乙天符者，如戊午年以火运火支，又见少阴君火司天，三合为治也，共四年。

岁会之图

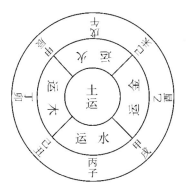

岁会者，中运与年支同其气化也。如木运临卯木，火运临午火之类，共八年。

同天符同岁会图

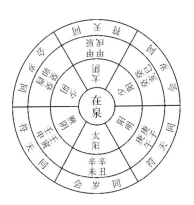

同天符同岁会者，中运与在泉合其气化也。阳年曰同天符，阴年曰同岁会。如甲辰年阳土运而太阴在泉，则为天符；癸卯年阴火运而少阴在泉，则为同岁会。共十二年。

天符岁会图说

天符岁会者，气运相符之谓也。《六微旨大论》曰："天气始于甲，地气始于子，子甲相合，命曰岁立。"气运相临，而天符岁会、盛衰虚实所由生矣。故每岁天地之令，各有上、中、下三气之分。司天者，主行天令，行乎上也；岁运者，主生化运动之机，行乎中也；在泉者，主地之化，行乎下也。遇而同其气者化之平，遇而异其气者化之逆。故曰："非其位则邪，当其位则正，邪则变甚，正则微也。"又曰："天符为执法，岁会为行令，太乙天符为贵人。中执法者，其病速而危；中行令者，其病徐而持；中贵人者，其病暴而死。"虽天符岁会，皆得纯正之气，然其过亢，则未免中邪亦有轻重。故中岁会者为轻，以行令者之权轻也；中天符者为重，以执法者之权重也；中太乙者为尤重，以三气皆伤而贵人之不可犯也。故《天元纪大论》曰："知迎知随，气可与期也。"

天符者，《天元纪大论》曰："应天为天符。"谓中运之气与司天之气相同者，命曰天符。符之为言，合也。如《六微旨大论》曰："木运之岁，上见厥阴；火运之岁，上见少阳、少阴；土运之岁，上见太阴；金运之岁，上见阳明；水运之岁，上见太阳者是也。"又《六元正纪大论》曰："戊子戊午太徵，上临少阴；戊寅戊申太徵，上临少阳；丙辰丙戌太羽，上临太阳，如是者三。丁巳丁亥少角，上临厥阴；乙卯乙酉少商，上临阳明；己丑己未少宫，上临太阴，如是者三。"前三者言三太也，后三者言三少也。上者言司天也，临者天运相临也。二论之词不同，而义则一也。天符共十二年，而戊午、乙酉、己丑、己未四年，又是岁会。然既为天符，又为岁会，是天气、运气、岁支三者俱会，乃为太乙天符也。如戊午年戊为火运，午年君火司天，又午属南方火位，故曰三合为治也。

太乙天符者，尊之之号也。故太乙天符称贵人，共四年，即戊午、己丑、己未、乙酉是也。详见前天符论中。

岁会者，《天元纪大论》曰："承岁为岁值。"乃中运之气，与岁支相同者是也。《六微旨大论》曰："木运临卯，火运临午，土运临四季，金运临酉，水运临子，所谓岁会，气之平也。"不分阴年阳年，但取四正之支与运相合，乃为四值承岁。四正支者，子、午、卯、酉是也。如辰、戌、丑、未四年，土无定位，寄旺于四时之末，各一十八日有奇，则亦通论承岁也。岁会共计八年，而四年同于天符，是即太乙天符也。

【按】八年之外，犹有四年类岁会而实非者，如壬寅皆木，庚申皆金，癸巳皆火，辛亥皆水，亦是运与年支相合，而不为岁会者，以不当四正之位故也。然除壬寅、庚申二阳年不相和顺者无论，至若癸巳、辛亥二阴年，虽不为岁会，而上下阴阳相佐，亦得平气，其物生脉应，亦皆合期也。

同天符同岁会者，言中运之气与在泉相合也。但分阳年曰同天符，阴年曰同岁会。《六元正纪大论》曰："甲辰甲戌太宫，下加太阴；壬寅壬申太角，下加厥阴；庚子庚午太商，下加阳明。如是者三。"三者谓三太之年为同天符也。又曰："癸巳癸亥少徵，下加少阳；辛丑辛未少羽，下加太阳；癸卯癸酉少徵，下加少阴。如是者三。"三者谓三少之年，为同岁会也。故又曰："太过而加同天符。"即三太之年也。"不及而加同岁会"，即三少之年也。下加者，在泉为下也。

上天符十二年，太乙天符四年，岁会八年，同天符六年，同会岁六年，五者会而言之，共三十六年。然太乙天符四年，已同在天符十二年中矣。岁会八年，亦有四年同在天符中矣。故合而言之，六十年中，止得二十八年也。《六元正纪大论》曰"凡二十四岁"者，盖止言天符十二年，同天符同岁会共十二年，总为二十四年，而不言岁会及太乙天符也，亦所当审。

天符岁会总歌

天符中运同天气，太乙全兼运会支。

岁会运支须四正，辰戌丑未亦相宜。

同天同岁泉同运，阴岁阳天不必疑。

甲子岁六气终始日刻图

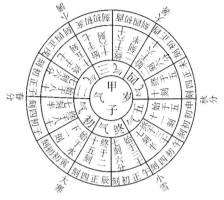

《六微旨大论》曰"甲子岁初之气，天数始于水下一刻，终于八十七刻半"者，言每岁六步，每步①各得六十日又八十七刻半也。如甲子岁初之气，始于寅初初，终于子初四，乃交春分二之气，正合此数。余仿此。

乙丑岁六气终始日刻图

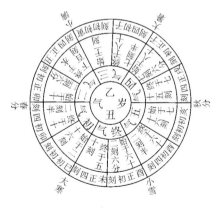

《六微旨大论》曰"乙丑岁初之气，天数始于二十六刻"者，言大寒日寅后二十六刻也。及六十日八十七刻半，乃交于春分节二之气，余仿此。

---

① 步，原文为"部"，据上下文改。

丙寅岁六气终始日刻图

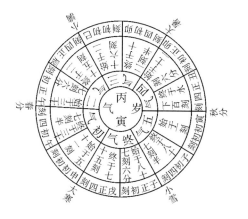

丙寅岁初之气，天数始于五十一刻者，言大寒日寅后五十一刻也，同前。

丁卯岁六气终始日刻图

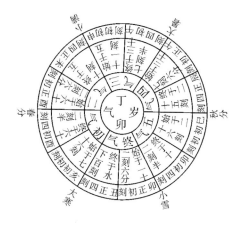

丁卯岁终之气，终于水下百刻，是子丑寅卯四年而一周之数已尽，至戊辰岁初之气，复始于水下一刻，而与甲子岁气同矣。详见后《三合会同图解①》。

① 解，原文为"说"，据上下文改。

六十年岁气三合会同图

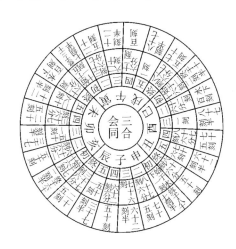

水下一刻三合会同解

《六微旨大论》曰："甲子之岁，初之气，天数始于水下一刻，终于八十七刻半。"谓起于艮中之南，寅初一刻。盖寅为岁日之首，如《灵枢·卫气行篇》曰"常以平旦为纪"者是也。一昼一夜凡百刻，司天者纪以漏水，故曰"始于水下一刻"。

岁气三合会同者，如"甲子之岁，初之气，始于水下一刻"，以至终之气"终于二十五刻，所谓初六"，日行一周也。"乙丑岁初之气，始于二十六刻"，终之气"终于五十刻，所谓六二"，日行再周也。"丙寅岁初之气，始于五十一刻"，终之气"终于七十五刻，所谓六三"，日行三周也。"丁卯岁初之气，始于七十六刻"，终之气"终于水下百刻，所谓六四"，日行四周也。四周谓之一纪，次至戊辰壬申岁，复皆始于一刻，与甲子岁同。所以申子辰，岁气会同三合也。此后巳年酉年，俱同丑年；午年戌年，俱同寅年；亥年未年，俱同卯年。故申子辰，巳酉丑，寅午戌，亥卯未，岁气皆同如此，所以谓之三合。

以是类推，则六十年气数，可指诸掌矣。

南北政图

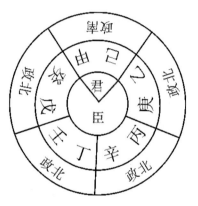

南北政者，五运以土为尊，居中央而统于金、木、水、火，故十干以甲己年土运为君象，主南面行令而为南政。其余乙庚丙辛丁壬戊癸八年为臣象，皆北面受令而为北政。南政北政，脉当各有应[①]，若当应不应，不当应而应者，乃谓之阴阳交，尺寸反，斯为害矣。

---

① 应，原文为"不应"，据上下文改。

南政年脉不应图 甲己年为南政。

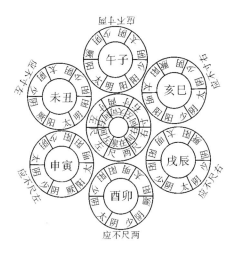

北政年脉不应图 乙丁、辛癸、丙戊、庚壬年为北政。

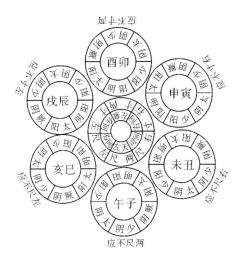

南北政说 附：阴阳交、尺寸反。

南北二政，运有不同，上下阴阳，脉有不应。《五运行大论》曰："先立其年，以知其气，左右应见，乃可以言死生之逆顺也。"倘粗工不知而呼寒呼热，妄施治疗，害莫大矣。

南北政者，即甲己为南政，余为北政是也。《至真要大论》曰："'阴之所在寸口何如？'岐伯曰：'视岁南北，可知之矣。'"谓南政之年，南面行令，其气在南，所以南为上，而北为下，司天在上，在泉在下。人气应之，故寸为上而尺为下，左右俱同。北政之岁，北面受令，其气在北，所以北为上而南为下，在泉应上，司天应下。人气亦应之，故尺应上而寸应下，司天应两尺，在泉应两寸，地之左间为右寸，右间为左寸，天之左间为左尺，右间为右尺，正与男子面南受气，女子面北受气之理同也。

脉有不应者，谓阴之所在，脉乃沉细，不应本脉也。阴者，言六气有三阴三阳，而三阴之位，则少阴居中，太阴居左，厥阴居右。脉之不应者，乃以三阴之中少阴所居之处言之，而又分南北二政以定其上下也。故《至真要大论》曰："北政之岁，三阴在下则寸不应，三阴在上则尺不应。南政之岁，三阴在天则寸不应，三阴在泉则尺不应。"又曰："北政之岁，少阴在泉，则寸口不应。"正以北政之年，司天应尺而在泉应寸也。"厥阴在泉，则右不

类经图翼

应。"右者，右寸也。以少阴居厥阴之左，而以地之左间为右寸也。"太阴在泉，则左不应"。左者，左寸也。以少阴居太阴之右，而以地之右间为左寸也。"南政之年，少阴司天，则寸口不应"。寸口者，两寸也。正以南政之年，上为寸而下为尺也。"厥阴司天，则右不应"。右者，右寸也。以少阴居厥阴之左，而当右寸之位也。"太阴司天，则左不应"。左者，左寸也。以少阴居太阴之右，而当左寸之位也。此经文虽未尽言，然北举在泉，则天在其中矣；南举司天，则泉在其中矣。故又曰："诸不应者，反其诊则见矣。"反其诊者，谓南北相反而诊之，当自见矣。故北政之年，少阴司天，则两尺不应；太阴司天，则少阴在右，所以右尺不应；厥阴司天，则少阴在左，所以左尺不应。南政之年，少阴在泉则两尺不应；太阴在泉，则少阴在右，所以右尺不应；厥阴在泉，则少阴在左，所以左尺不应也。阴之所在，义详运气类五。

阴阳交、尺寸反者，如其年少阴在左，当左脉不应，而反见于右；阳脉本在右，而反互移于左。是少阴所易之位也，非少阳则太阳脉也，故曰阴阳交。交者死，惟辰、戌、丑、未、寅、申、巳、亥八年有之。尺寸反者，如其年少阴在尺，当尺不应，而反见于寸；阳本在寸，而反移于尺，故曰尺寸反。反者死，惟子、午、卯、酉年有之。然必也阴阳俱交，始为交也；尺寸俱反，始为反也。若但本位当应而不应者，乃阴气之不应也，只疾而已①，不在阴阳交、尺寸反之例，不可胶柱。

南北政歌 前二句言寸，后二句言尺。

南政子午两寸沉，

丑未巳亥左右寻。左右寸也。

卯酉两尺寅申左，左尺。

辰戌右尺真分明。

北政阳明沉两寸，

太阳少阳左右应。左右寸也。

少阴两尺厥阴左，左尺。

太阴右尺何须问。

微信扫码
- 中医精品课程
- 中医知识锦囊
- 中医健康资讯
- 中医养生交流

南北政指掌图

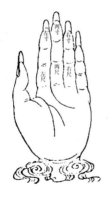

其法以南政子年起中指端，北政子年起中指根，俱逆行轮之，凡年辰所值之处，即其不应之位。如南政子起中指端，即两寸不应，丑年左寸，寅年左尺，右数到底，皆南政不应之位。北政子年起中指根，如前右数到底，皆北政不应之位。

① 已，原文为"巳"，疑误。故改。

推原南北政说

【愚按】南北政之义，诸说皆以甲己属土，为五行之尊，故曰南政，似属牵强。夫干支相合而成花甲，十干之中，复各有所统十干。如六甲干头，必起甲子，至戊末而六十花甲尽，及至六己，复起甲子，至癸末而六十花甲尽。故甲己年，必起于甲子月，甲己日必起于甲子时。此甲己二干，所以为十干之首，故象君而为南政，其余则北面象臣而为北政，人之血脉，故亦应之。即《奇门》诸家，亦独以甲己为符头。此花甲自然之理，固不待土为五行之尊而分南北也。晰理者以谓然否？

九宫八风图

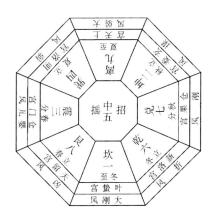

《九宫八风篇》曰："太一常以冬至之日，居叶蛰之宫四十六日。"立春居天留，春分居仓门，逐年挨宫各居四十六日。惟巽、乾两宫只四十五日，至乾而复反于坎。如是无已，终而复始。

九宫星野图

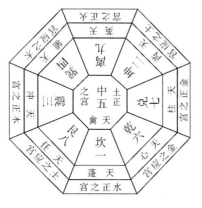

此即《洛书》数，戴九履一，左三右七，二四为肩，六八为足，五居中央也。此数上、中、下三层，横皆十五；左、中、右三层，纵皆十五；巽中乾，坤中艮，四隅皆十五。故《奇门》家曰："纵横十五在其中也。"

九宫星野说

《天元纪大论》曰："九星悬朗，七曜周旋。"此星曜之所以有象也，而《六元正纪大论》中，凡不及之年，则有所向灾宫，五行九星，咸有分野，不可不察。如少羽岁云"灾一宫"者，以少羽属辛，为水之不及，而一乃正北坎位，天蓬水星司也；少角岁"灾三宫"者，以少角属丁，为木之不及，而三乃正东震位，天冲木星司也；少宫岁"灾五宫"者，以少宫属己，为土之不及，而五乃中宫，天禽土星司也；少商岁"灾七宫"者，以少商属乙，为金之不及，而七乃正西兑位，天柱金星司也；少徵岁"灾九宫"者，以少徵属癸，为火之不及，而九乃正南离位，天英火星司也。此皆以五运不及之方，故灾及之。若甲、丙、戊、庚、壬年，乃为岁运太过之年，则无灾宫矣。然经文止言五正之宫，而不详言九宫者，乃概举五方为言也。使能再兼五行不尽之意而推广之，则四隅之外，及五太之年，岂无所伤，亦可意会而通矣。

【按】《天元玉册·九星注》曰："天蓬一，水正之宫也；天芮二，土神之应宫也；天衡三，木正之宫也；天辅四，木神之应宫也；天禽五，土正之宫也；天心六，金神之应宫也；天柱七，金正之宫也；天任八，土神之应宫也；天英九，火正之宫也。九星有位，以应九州之分野，即冀、兖、青、徐、扬、荆、豫、梁、雍，《禹贡》九州之次也。"

唐会要九宫九星

天蓬太乙，坎水白。

天芮摄提，坤土黑。

天冲轩辕，震木碧。

天辅招摇，巽木绿。

天禽天符，中土黄。

天心青龙，乾金白。

天柱咸池，兑金赤。

天任太阴，艮土白。

天英天乙，离火紫。

天地阴阳升降图

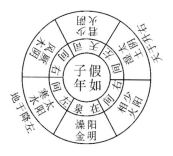

假如亥年，太阳寒水原在天之右间，太阴湿土原在地之右间，至子年则太阳降而入地，为地之左间，太阴升而上天，为天之左间。丑寅以后，循序皆然。此客气之一定者，举此子年为例，其他年司天在泉迁正退位之序，可类推矣。

天地五星图

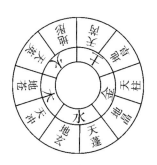

五星之在天地，名号各有不同。木星在天曰天冲，在地曰地苍；火星在天曰天英，在地曰地彤；土星在天曰天芮，在地曰地阜；金星在天曰天柱，在地曰地晶；水星在天曰天蓬，在地曰地玄。以分主东南西北中，而土则寄位西南也。

五星窒抑不升不降图

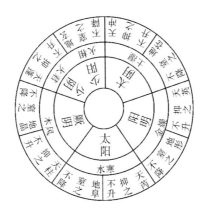

五星升降不前解

凡气候有升降不前者，谓天气不得降，地气不得升也。如本年司天之气不及者，未得迁正，故地之右间不得升天；旧年司天之气有余者，不肯退位，故天之右间不即入地。《至真要大论》曰："主岁者纪岁。"可见逐年升降之权，皆由司天为主也。《六微旨大论》曰："至而至者和；至而不至，来气不及也；未至而至，来气有余也。""应则顺，否则逆，逆则变生，变生则病也。"

如子午之岁，太阴当升天之左间，而天冲抑之不得前；太阳当降为地之左间，而地阜窒之不得入。又遇本岁少阴未得迁正，则太阴不得升天；旧岁厥阴未得退位，则太阳不得降地。如壬子、壬午木运太过，则中运胜土，而太阴不得升；甲子、甲午土运太过，则中运胜水，而太阳不得降也。

如丑未之岁，少阳当升为天之左间，而天蓬抑之不得前；厥阴当降为地之左间，而地晶窒之不得入。又遇本岁太阴未得迁正，则少阳不得升天；旧岁少阴未得退位，则厥阴不得降地。如辛丑、辛未水运有余，则中运胜火，而少阳不得升；乙丑、乙未金运有余，则中运胜木，而厥阴不得降也。

如寅申之岁，阳明当升为天之左间，而天英抑之不得前；少阴当降为地之左间，而地玄窒之不得入。又遇本岁少阳未得迁正，则阳明不得升天；旧岁太阴未得退位，则少阴不得降地。如戊寅、戊申火运太过，则中运胜金，而阳明不得升；丙寅、丙申水运太过，则中运胜火，而少阴不得降也。

如卯酉之岁，太阳当升为天之左间，而天芮抑之不得前；太阴当降为地之左间，而地苍窒之不得入。又遇本岁阳明未得迁正，则太阳不得升天；旧岁少阳未得退位，则太阴不得降地。如己卯、己酉土运有余，则中运胜水，而太阳不得升；丁卯、丁酉木运有余，则中运胜土，而太阴不得降也。

如辰戌之岁，厥阴当升为天之左间，而天柱抑之不得前；少阳当降为地之左间，而地玄窒之不得入。又遇本岁太阳未得迁正，则厥阴不得升天；旧岁阳明未得退位，则少阳不得降地。如庚辰、庚戌金运太过，则中运胜木，而厥阴不得升；丙辰、丙戌水运太过，则中运胜火，而少阳不得降也。

如巳亥之岁，少阴当升为天之左间，而天蓬抑之不得前；阳明当降为地之左间，而地彤窒之不得入。又遇本岁厥阴未得迁正，则少阴不得升天；旧岁太阳未得退位，则阳明不得降地。如辛巳、辛亥水运有余，则中运胜火，而少阴不得升；癸巳、癸亥火运有余，则中运胜金，而阳明不得降也。

类经
图翼

三卷　经络一

（明）张景岳著

十二经脏腑图

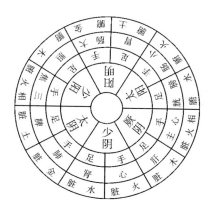

十二经歌

太阳小肠足膀胱，阳明大肠足胃当。

少阳三焦足胆配，太阴手肺足脾乡。

少阴心经足为肾，厥阴包络足肝方。

此歌上者为手。

十二经脏腑表里图

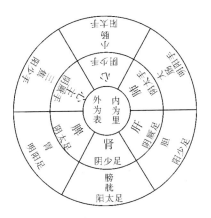

十二经纳甲歌 此歌诸腑配阳，诸脏配阴。

甲胆乙肝丙小肠，丁心戊胃己脾乡。

庚属大肠辛属肺，壬属膀胱癸肾脏。

三焦阳腑须归丙，包络从阴丁火旁。

旧云："三焦亦向壬中寄，包络同归入癸方。"虽三焦为
决渎，犹可言壬，而包络附心主，安得云癸？且二脏表里，
皆相火也。今改正之。

十二经气血多少歌

多气多血为阳明，少气太阳同厥阴。

二少太阴常少血，六经气血须分明。

仰人骨度部位图

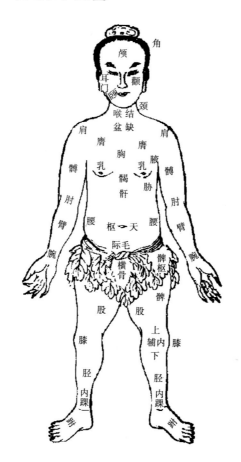

伏人骨度部位图

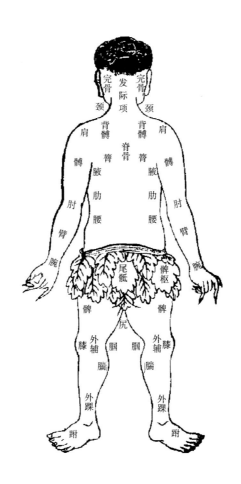

周身骨部名目

巅：顶巅也。

脑：头中髓也。

囟：音信，脑盖骨也。婴儿脑骨未合，软而跳动之处，谓之囟门。

额颅：囟前为发际，发际前为额颅。

颜：额上曰颜。《说文》曰："眉目之间也。"

颏：音遏，鼻梁，亦名下极，即山根也。

頔：音拙，目下为頔。

颞颥：颞，柔涉切。颥，音如。耳前动处。盖即俗所云两太阳也。一曰鬓骨。

顑：音坎，又海敢切。《释义》曰："饥而面黄，与经义未合，详见经络类十三。"

頄：音求，颧颊间骨。

颊：耳下曲处为颊。

颐：音移，颔中为颐。

颔：何敢切，腮下也，虎头燕颔义即此。

目系：目内深处脉也。

目内眦：目内角也。

目锐眦：目外角也。

人中：唇之上，鼻之下也。

齿牙：前小者曰齿，后大者曰牙。

舌本：舌根也。

咽：所以通饮食，居喉之后。

喉：所以通呼吸，居咽之前。

嗌：音益，喉也。

会厌：在喉间，为音声启闭之户。

肺系：喉咙也。

颃颡：颃，音杭，又上去二声。颡，思党切。咽颡也。

颈项：头茎之侧曰颈，头茎之后为项。又脑后曰项。

天柱骨：肩骨上际，颈骨之根也。

肩解：臑上两角为肩解。

肩胛：胛，音甲，肩解下成片骨也，亦名肩髆。

巨骨：膺上横骨。

膺：音英，胸前为膺。一曰胸两旁高处为膺。

胸中：两乳之间也。

膈：膈膜也，义详经络三。膈上为宗气之所聚，是为膻中。

腋：胁之上际。

腹：脐之上下皆曰腹。脐下为少腹。

季胁：胁下小肋。

胠：区去二音，腋之下，胁之上也。

鸠尾：蔽心骨也。

𩩲骭：音结于，即鸠尾之别名。

䏚中：䏚，音秒，季胁下两旁空软处也。

脊骨：脊，音即，椎骨也。

胂：音申，膂内曰胂，夹脊肉也。

膂：吕同，脊骨曰吕，象形也。又曰夹脊两旁肉也。

髃骨：髃，音鱼，端也。肩端之骨。

腰骨：尻上横骨也。

腰髁：髁，苦瓦切，《中原雅音》作去声，即腰胯骨。自十六椎而下，夹脊附着之处也。

毛际：曲骨两旁为毛际，其动脉即足阳明之气冲也。

睾：音高，阴丸也。

篡：初贯切，屏翳两筋间为篡。篡内深处为下极。

下极：两阴之间，屏翳处也。即会阴穴。

臀：音屯，机后为臀，尻旁大肉也。

机：挟腰髋骨两旁为机。

髋：音宽，尻臀也，曰两股间也。

尻：开高切，尾骶骨也，亦名穷骨。

肛：音工，又好纲切，俗作纲，大肠门也。

臑：儒、软二音，又奴刀切。肩髃下内侧对腋处，高起软白肉也。

肘：手臂中节也。一曰自曲池以上为肘。

臂：肘之上下皆名为臂。一曰自曲池以下为臂。

腕：臂掌之交也。

兑骨：手外踝也。

寸口：关前后两手动脉，皆曰寸口。

关：手掌后动脉高骨处曰关。

鱼际：在手腕之前，其肥肉隆起处形如鱼者，统谓之鱼。寸之前，鱼之后，曰鱼际穴。

大指次指：谓大指之次指，即食指也。足亦同。

小指次指：谓小指之次指，即无名指也。足同。

髀：比、婢二音，股也。一曰股骨。

髀关：伏兔上交纹处曰髀关。

髀厌：捷骨之下为髀厌，即髀枢中也。

髀枢：捷骨之下，髀之上，曰髀枢，当环跳穴。

股：大腿也。

伏兔：髀前膝上起肉处曰伏兔。

膑：频、牝二音，膝盖骨也。

腘：音国，膝后曲处曰腘。

辅骨：膝下内外侧大骨也。

成骨：膝外廉之骨独起处。

腨：音篆，一名腓肠，下腿肚也。

腓肠：腓，音肥，足肚也。

骱骨：骱音杭，又形敬切。足胫骨也。

骭：音干，足胫骨也。

胫：形景、形敬二切，足胫骨也。

绝骨：外踝上尖骨曰绝骨。

䐃：劬允切。筋肉结聚之处也。《直音》云："肠中脂。"王氏曰："肘膝后肉如块者。"

踝骨：踝，胡寡切。足跗后两旁圆骨，内曰内踝，外曰外踝，俗名孤拐骨。手腕两旁圆骨，亦名踝骨。

跗：附、敷二音，足面也。

内筋：内踝上大筋，在太阴后，上踝二寸所。

足岐骨：大指本节后曰岐骨。

跟骨：跟，音根，足根也。

覈骨：覈，亥陌切，又胡骨、亥不二切。一作核骨，足大指本节后，内侧圆骨也。

踵：足跟也。

踹：音煅，足跟也，本经与腨通用。

胪：闾、卢二音，皮也。一曰腹前曰胪。

三毛：足大趾爪甲后为三毛，毛后横纹为聚毛。

骨度

下文皆《骨度篇》古数，熟骨之大者则太过，小者则不及，此亦言其则耳。

头部

头之大骨，围二尺六寸。

发所覆者，颅至项一尺二寸。"颅"，额颅。"覆者"，言前发际至后项发际也。

发以下至颐长一尺。颔中为颐。"颔"，腮也。

角以下至柱骨长一尺。耳上侧旁曰角。肩胛上际颈根曰柱骨。

两颧相去七寸。

耳前当耳门者，广一尺三寸。

耳后当完骨者，广九寸。完骨，耳后发际高骨也。

项发以下至背骨，长三寸半。自后发际以至大椎，项骨三节处也。

头部折法，以前发际至后发际，折为一尺二寸。如发际不明，则取眉心直上，后至大杼骨，折作一尺八寸，此为直寸；横寸法，以眼内角至外角，此为一寸。头部横直寸法，并依此。督脉神庭至太阳曲差，曲差至少阳本神，本神至阳明头维，各开一寸半。自神庭至头维，共开四寸半。

胸腹部

结喉以下至缺盆中，长四寸。此以巨骨上陷中而言，即天突穴处。

缺盆以下至䯏骬之中，长九寸。

䯏骬中下至天枢，长八寸。"天枢"，足阳明穴名，在脐旁，此指平脐而言。

天枢以下至横骨长六寸半，横骨横长六寸半。毛际下骨曰横骨。

【按】此古数，以今用上下穴法参较，多有未合，宜从后胸腹折法为当。

胸围四尺五寸。

腰围四尺二寸。

两乳之间广九寸半。当折八寸为当。

两髀之间广六寸半。此当两股之中，横骨两头之处，俗名髀缝。

胸腹折法，直寸以中行为主，自缺盆中天突穴起，至岐骨际上中庭穴止，折作八寸四分。自鬝骬上岐骨际，下至脐心，折作八寸。脐心下至毛际曲骨穴，折作五寸。横寸以两乳相去，折作八寸，胸腹横直寸法并依此。

背部

膂骨以下至尾骶二十一节，长三尺。"膂骨"，脊骨也。脊骨外小而内巨，人之所以能负任者，以是骨之巨也。脊骨二十四节，今云二十一节者，除项骨三节不在内，尾骶骨男子者尖，女人者平。

背部折法，自大椎至尾骶通折三尺。上七节各长一寸四分一厘，共九寸八分七厘；中七节各一寸六分一厘，共一尺一寸二分七厘，第十四节与脐平；下七节各一寸二分六厘，共八寸八分二厘，总共二尺九寸九分六厘。不足四厘者，有零未尽也。直寸依此，横寸用中指同身寸法。

脊骨内阔一寸。凡云第二行夹脊一寸半，三行夹脊三寸者，皆除脊一寸外，净以寸半三寸论，故在二行当为二寸，在三行当为三寸半。

侧部

自柱骨下行腋中不见者，长四寸。"柱骨"，颈项根骨也。

腋以下至季胁，长一尺二寸。"季胁"，小肋也。

季胁以下至髀枢，长六寸。大腿曰股。股上曰髀。捷骨之下，大股之上，两骨合缝之所曰髀枢，当足少阳环跳处也。

髀枢下至膝中，长一尺九寸。

四肢部

肩至肘，长一尺七寸。

肘至腕，长一尺二寸半。臂之中节曰肘。

腕至中指本节，长四寸。臂掌之交曰腕。

本节至其末，长四寸半。指之后节曰本节。

横骨上廉下至内辅之上廉，长一尺八寸。骨际曰廉。膝旁之骨突出者曰辅骨，内曰内辅，外曰外辅。

内辅之上廉以下至下廉，长三寸半。上廉，下廉，可摸而得。

内辅下廉，下至内踝，长一尺三寸。"踝骨"，足掌后两旁高骨也，俗名孤拐骨，内曰内踝。外曰外踝。

内踝以下至地长三寸。

膝以下至外踝，长一尺六寸。

外踝以下至京骨，长三寸。

京骨以下至地，长一寸。

膝腘以下至跗属，长一尺二寸。"腘"，腿弯也。"跗"，足面也。膝在前，腘在后。跗属者，凡两踝前后胫掌所交之处皆为跗之属也。

跗属以下至地，长三寸。

足长一尺二寸，广四寸半。

手足折量，并用后中指同身寸法。

同身寸说

同身寸者，谓同于人身之尺寸也。人之长短肥瘦各自不同，而穴之横直尺寸亦不能一，如今以中指同身法一概混用，则人瘦而指长，人肥而指短，岂不谬误？故必因其形而取之，方得其当。如《标幽赋》曰："取五穴用一穴而必端，取三经用一经而可正。"盖谓并邻经而正一经，联邻穴而正一穴。譬之切字之法，上用一音，下用一韵，而夹其声于中。则其经穴之情，自无所遁矣。故头必因于头，腹必因于腹，背必因于背，手足必因于手足，总其长短大小而折中之，庶得谓之同身寸法。法附前各条之下。而后之所谓中指同身寸法者，虽不可混用，而亦有当用之处，并列于后。

中指同身寸法

以男左女右手大指中指圆曲交接如环，取中指中节横纹两头尽处，比为一寸。凡手足尺寸，及背部横寸，无折法之处，乃用此法，其他不必混用。

古今尺寸不同说

《骨度篇》曰："人长七尺五寸者，其骨节之大小、长短各几何？伯高曰：'头之大骨围二尺六寸……'"盖古之尺小，大约古之一尺，得今之八寸。其言七尺五寸者，得今之六尺；其言二尺六寸者，得今之二尺零八分也。其余仿此。然骨大者必有太过，骨小者必有不及。凡用折法者，但随人之大小而为盈缩，庶尽其善。

仰人全图

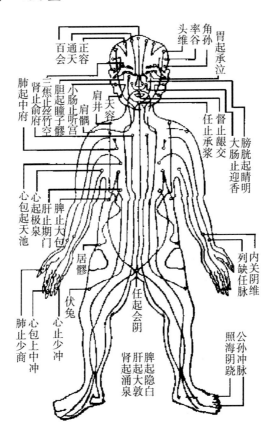

伏人全图

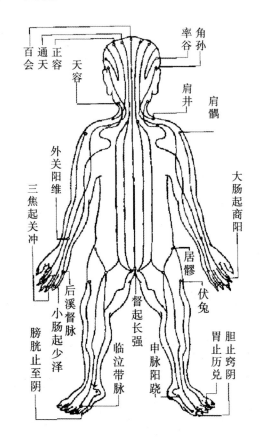

角孙
率谷
百会　正容　通天
天容
肩井
肩髃
外关阳维
三焦起关冲
大肠起商阳
居髎
伏兔
后溪督脉
小肠起少泽
督起长强
临泣带脉
申脉阳跷
胆止窍阴
胃止历兑
膀胱止至阴

十二经脉起止图

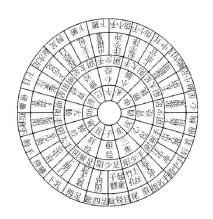

经络周流解

人身正脉，十有二经。每于平旦寅时，营气始于中焦，上注手太阴肺经，自胸中而出于中府，至于少商，以次行于手阳明大肠等十二经，终于足厥阴肝经，而复始于太阴之肺也。凡手之三阴，从脏走手；手之三阳，从手走头。足之三阳，从头走足；足之三阴，从足走腹。周流不息，如环无端。前三图者，诵后《十二经营行次序逆顺歌》，则其首尾一贯，按图可悉矣。

十二经营行次序逆顺歌

肺大胃脾心小肠，膀肾包焦胆肝续。

手阴藏手阳手头，足阴足腹阳头足。

此脏腑相传之序，及上下所行之次也。

经络次序 出《十四经发挥》。

十二经络，始于手太阴，其支者，从腕后出次指端，而交于手阳明。手阳明之支者，从缺盆上夹口鼻，而交于足阳明。足阳明之支者，从跗上出大趾端而交于足太阴。足太阴之支者，从胃别上膈，注心中，而交于手少阴。手少阴无支者，直自本经少冲穴而交于手太阳。手太阳之支者，别颊上至目内眦，而交于足太阳。足太阳之支者，从髁内左右别下合腘中，下至小趾外侧端，而交于足少阴。足少阴之支者，从肺出注胸中，而交于手厥阴。手厥阴之支者，从掌中循小指次指出其端，而交于手少阳。手少阳之支者，从耳后出至目锐眦，而交于足少阳。足少阳之支者，从跗上入大趾爪甲出三毛，而交于足厥阴。足厥阴之支者，从肝别贯膈，上注肺，入喉咙之后，上额循巅，行督脉，络阴器，过毛中，行任脉，入缺盆，下注肺中而复交于手太阴也。

十二经脉起止歌

经始太阴而厥阴最后，穴先中府而终则期门。原夫肺脉，胸中始生，出腑下而行于少商，络食指而接乎阳明。大肠起自商阳，终迎香于鼻外；胃历承泣而降，寻厉兑于足经。脾自足之隐白，趋大包于腋下。心由极泉而出，注小指之少冲。小肠兮，起端于少泽，维肩后，上络乎听宫。膀胱穴自睛明，出至阴于足外。肾以涌泉发脉，通俞府于前胸。心包起乳后之天池，络中冲于手中指。三焦始名指之外侧，从关冲而丝竹空。胆从瞳子髎穴，连窍阴于足之四趾。肝因大敦而上，至期门而复于太阴肺经。

周身经络部位歌

脉络周身十四经，六经表里督和任。

阴阳手足经皆六，督总诸阳任总阴。

诸阳行外阴行里，四肢腹背皆如此。

督由脊骨过龈交，脐腹中行任脉是。

足太阳经小趾藏，从跟入腘会尻旁。

上行夹脊行分四，前系睛明脉最长。

少阳四趾端前起，外踝阳关环跳里。

从胁贯肩行曲鬓，耳前耳后连眦尾。

大趾次趾足阳明，三里天枢贯乳行。

腹第三行通上齿，环唇夹鼻目颧迎。

足有三阴行内廉，厥中少后太交前。

肾出足心从内踝，夹任胸腹上廉泉。

太厥两阴皆足跗，内侧外侧非相联。

太阴内侧冲门去，腹四行兮挨次编。

厥阴毛际循阴器，斜络期门乳肋间。

手外三阳谁在上，阳明食指肩髃向。

颊中钻入下牙床，相逢鼻外迎香傍。

三焦名指阳明后，贴耳周回眉竹凑。

太阳小指下行低，肩后盘旋耳颧遶。

还有三阴行臂内，太阴大指肩前配。

厥从中指腋连胸，极泉小内心经位。

手足三阳俱上头，三阴穴止乳胸游。

惟有厥阴由颡后，上巅会督下任流。

经脉从来皆直行，络从本部络他经。

经凡十四络十六，请君切记须分明。

十六络者，自十五络之外，复有胃之大络名曰虚里也。

十二经流注时序歌

肺寅大卯胃辰宫，脾巳心午小未中。

膀申肾酉心包戌，亥三子胆丑肝通。

此歌出《子午流注》等书，及张世贤等注释，其以十二时分配十二经，似乎近理，然而经之长短，穴之多寡，大相悬绝，又安能按时分配？且失五十周于身之义，令亦录之以俟辨正。

诸部经穴次序

头部中行，前后凡十穴：

神庭　　上星　　囟会

类经图翼

前顶　　百会　　后顶

强间　　脑户　　风府

哑门上俱督脉穴。

头部两旁第二行，左右凡十四穴：

曲差　　五处　　承光

通天　　络却　　玉枕

天柱俱足太阳穴。

头部第三行，左右凡十二穴：

临泣　　目窗　　正营

承灵　　脑空　　风池俱足少阳穴。

侧头部，左右凡二十六穴：

颔厌　　悬颅　　悬厘

曲鬓　　率谷　　天冲

浮白　　窍阴　　完骨上俱足少阳穴。

角孙　　颅息　　瘈脉

翳风上俱手少阳穴。

正面部中行，五穴：

素髎　　水沟　　兑端

龈交俱督脉穴。　承浆任脉穴。

面部第二行，左右凡十穴：

攒竹　晴明俱足太阳穴。　迎香

禾髎俱手阳明穴。　巨髎足阳明穴。

面部第三行，左右凡十穴：

阳白足少阳穴。　　承泣　　　四白

地仓　大迎俱足阳明穴。

面部第四行，左右凡八穴：

本神　瞳子髎俱足少阳穴。　　丝竹空手少阳穴。

颧髎手太阳穴。

侧面部，左右凡十六穴：

头维足阳明。　　客主人　听会俱足少阳。

和髎　耳门俱手少阳。　　听宫手太阳。

下关　颊车俱足阳明穴。

颈项部，左右凡十八穴：中行，任脉；二行，足阳明；

三行，手阳明；四行，手太阳；五行，足少阳，无穴；六行，

手少阳；七行，足太阳在项无穴；八行，督脉。

廉泉任脉穴。　　人迎婴筋之前。　　水突

气舍俱足阳明穴。　　扶突婴筋之后。　　天鼎俱手阳明。

天窗扶突后。　　天容俱手太阳。

天牖天容后，手少阳穴。

肩膊部，左右凡二十八穴：

缺盆足阳明。　　巨骨　肩髃俱手阳明。

肩中俞　　肩外俞　　　曲垣

秉风　　天宗　　　臑俞

肩贞俱手太阳穴。　　肩井足少阳穴。　　天髎

肩髎　臑会俱手少阳穴。

侧腋，左右凡八穴：

渊腋　辄筋俱足少阳。　天池手厥阴。

大包足太阴。

侧胁，左右凡十二穴：

章门足厥阴。　京门　带脉

五枢　维道　居髎俱足少阳。

胸部中行凡七穴：

天突　璇玑　华盖

紫宫　玉堂　膻中

中庭俱任脉。

胸部两旁第二行，左右凡十二穴：去中行任脉二寸。

俞府　彧中　神藏

灵墟　神封　步廊俱足少阴。

胸部第三行，左右凡十二穴：自气户夹俞府旁二寸，去中行四寸。

气户　库房　屋翳

膺窗　乳中　乳根俱足阳明。

胸部第四行，左右凡十二穴：自云门夹气户旁二寸，去中行六寸。

云门　中府俱手太阳。　周荣

胸乡　天溪　食窦俱足太阴。

腹部中行，凡十五穴：

鸠尾　巨阙　上脘

中脘　建里　下脘

水分　　神阙　　阴交

气海　　石门　　关元

中极　　曲骨　　会阴俱任脉。

腹部两旁第二行，左右凡二十二穴：自幽门夹巨阙两旁各半寸，循冲脉下行至横骨。

幽门　　通谷　　阴都

石关　　商曲　　肓俞

中注　　四满　　气穴

大赫　　横骨俱足少阴。

腹部第三行，左右凡二十六穴：自不容夹幽门两旁各一寸五分，去中行二寸。

不容　　承满　　梁门

关门　　太乙　　滑肉门

天枢　　外陵　　大巨

水道　　归来　　气冲俱足阳明。

急脉足厥阴穴，夹气冲旁各半寸，去中行二寸半。

腹部第四行，左右凡十四穴：自期门上直两乳，夹不容旁各一寸五分，去中行三寸半。

期门足厥阴。　日月足少阳。　腹哀

大横　　腹结　　府舍

冲门俱足太阴。

背部中行凡十三穴：

大椎　　陶道　　身柱

神道　　灵台　　至阳

筋缩　　脊中　　悬枢

命门　　阳关　　腰俞

长强俱督脉。

背部两旁第二行，左右凡四十四穴：

大杼　　风门　　肺俞

厥阴俞　心俞　　膈俞

肝俞　　胆俞　　脾俞

胃俞　　三焦俞　肾俞

大肠俞　小肠俞　膀胱俞

中膂俞　白环俞上俱夹脊去中行二寸。　上髎

次髎　　中髎　　下髎上俱夹脊骨两旁，十七、十八、十九、二十椎空中。

会阳夹尻骨两旁。上俱足太阳穴。

背部第三行，左右凡二十八穴：去脊中行三寸五分。

附分　　魄户　　膏肓俞

神堂　　譩譆　　膈关

魂门　　阳纲　　意舍

胃仓　　肓门　　志室

胞肓　　秩边俱足太阳。

手太阴肺经，行臂内，左右凡十八穴：起手大指端，行三阴之上。

少商　　鱼际　　太渊

经渠　　列缺　　孔最

尺泽　　侠白　　天府

手厥阴心包络经，行臂内，左右凡十六穴：起手中指端，行三阴之中。

中冲　　劳宫　　大陵

内关　　间使　　郄门

曲泽　　天泉

手少阴心经，行臂内，左右凡十八穴：起手小指内侧端，行三阴之下。

少冲　　少府　　神门

阴郄　　通里　　灵道

少海　　青灵　　极泉

手阳明大肠经，行臂外，左右凡二十八穴：起手食指端，行三阳之上。

商阳　　二间　　三间

合谷　　阳溪　　偏历

温溜　　下廉　　上廉

三里　　曲池　　肘髎

五里　　臂臑

手少阳三焦经，行臂外，左右凡二十四穴：起手名指端，行三阳之中。

关冲　　液门　　中渚

阳池　　外关　　支沟

类经图翼

会宗　　三阳络　　四渎

天井　　清冷渊　　消泺

手太阳小肠经，行臂外，左右凡十六穴：起手小指外侧端，行三阳之下。

少泽　　前谷　　后溪

腕骨　　阳谷　　养老

支正　　小海

足厥阴肝经，行足股内，左右凡二十二穴：起足大趾端，行三阴之前。

大敦　　行间　　太冲

中封　　蠡沟　　中都

膝关　　曲泉　　阴包

五里　　阴廉

足太阴脾经，行足股内，左右凡二十二穴：起足大趾内侧端，行三阴之中。

隐白　　大都　　太白

公孙　　商丘　　三阴交

漏谷　　地机　　阴陵泉

血海　　箕门

足少阴肾经，行足股内，左右凡二十穴：起足心，行三阴之后。

涌泉　　然谷　　太溪

大钟　　照海　　水泉

复溜　　交信　　筑宾

阴谷

足阳明胃经，行足股外，左右凡三十穴：起足三趾端，
行三阳之前。

厉兑　　内庭　　陷谷

冲阳　　解溪　　丰隆

下巨虚　条口　　上巨虚

三里　　犊鼻　　梁丘

阴市　　伏兔　　髀关

前面颈穴总图　　　　　胸腹总图

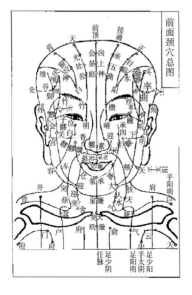

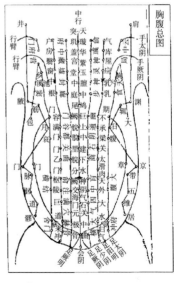

足少阳胆经，行足股外，左右凡二十八穴：起足四趾端，行三阳之中。

窍阴　　侠溪　　地五会

临泣　　丘墟　　悬钟

阳辅　　光明　　外丘

阳交　　阳陵泉　阳关

中渎　　环跳

足太阳膀胱经，行足股后，左右凡三十六穴：起足小趾外侧端，行三阳之后。

至阴　　通谷　　束骨

京骨　　金门　　申脉

仆参　　昆仑　　跗阳

飞阳　　承山　　承筋

合阳　　委中　　委阳

浮郄　　殷门　　承扶

后头项穴总图

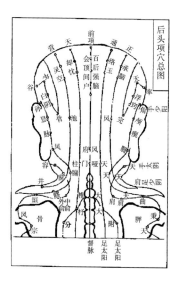

背部总图

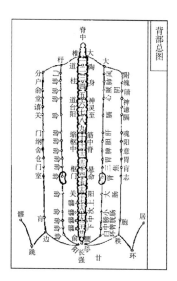

侧头肩项总图

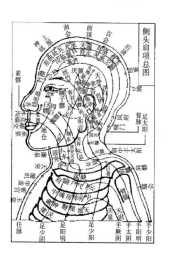

侧胁肋总图

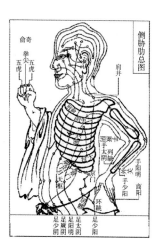

阴手总图

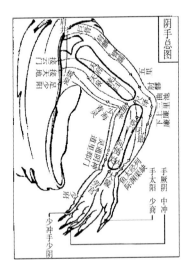

阳手总图

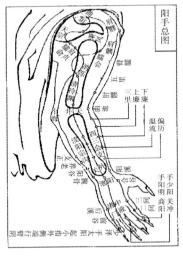

阴足总图

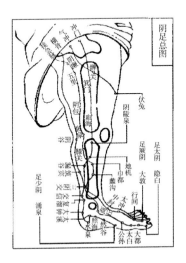

阳足总图

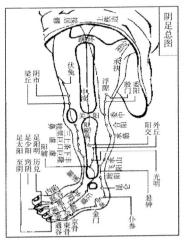

手太阴肺经图注 左右共二十二穴。

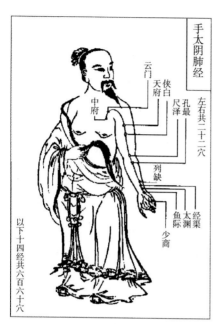

手太阴肺经 左右共二十二穴

云门
中府
侠白
天府
孔最
尺泽
列缺
经渠
太渊
鱼际
少商

以下十四经共六百六十六

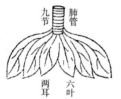

肺管
九节
六叶
两耳

肺者，相傅之官，治节出焉。其形四垂，附着于脊之第三椎，中有二十四空，行列分布，以行诸脏之气，为脏之长，为心之盖。是经常多气少血，其合皮也，其荣毛也，开窍于鼻。《难经》曰："肺重三斤三两，六叶两耳，凡八叶，主藏魄。"华元化曰："肺者生气之原，乃五脏之华盖。"肺叶白莹，谓为华盖，以复诸脏。虚如蜂窠，下无透窍，吸之则满，呼之则虚，一呼一吸消息自然，司清浊之运化，为人身之橐籥。

手阳明大肠经图注_{左右共四十六穴。}

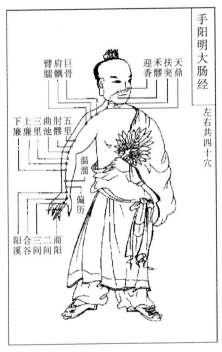

手阳明大肠经

左右共四十六

臂肩巨
臑髃骨

迎禾扶天
香髎突鼎

下上三曲肘五
廉廉里池髎里

温溜

偏历

阳合三二商
溪谷间间阳

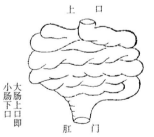

上　口

大肠上口即
小肠下口

肛　门

大肠者，传导之官，变化出焉。回肠当脐左回十六曲，大四寸，径一寸寸之少半，长二丈一尺，受谷一斗，水七升半。广肠传脊以受回肠，乃出滓秽之路，大八寸，径二寸寸之大半，长二尺八寸，受谷九升三合八分合之一。是经多气多血。《难经》曰："大肠重二斤十二两，肛门重十二两。"

【按】回肠者，以其回叠也。广肠者，即回肠之更大者。直肠者，又广肠之末节也。下连肛门，是为谷道后阴，一名魄门。总皆大肠也。

足阳明胃经图注左右共九十穴。

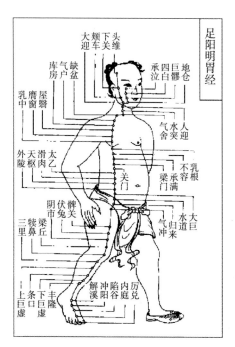

足阳明胃经

大迎 颊车 下关 头维
缺盆 气户 库房
屋翳 膺窗
乳中
外陵 天枢 滑肉 太乙
关门
阴市 伏兔 髀关
梁丘 犊鼻
三里
解溪 冲阳 陷谷 内庭 厉兑
上巨虚 条口 丰隆 下巨虚
地仓 四白 巨髎 承泣
人迎 水突 气舍
乳根 不容 承满 梁门
大巨 水道 归来 气冲

类经图翼

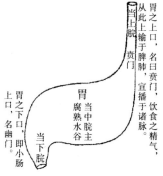

胃之上口，名曰贲门，从此上输于脾肺，宣播于诸脉。

当上脘 贲门

胃之下口，即小肠上口，名幽门。

胃 当中脘主腐熟水谷

当下脘

　　脾胃者，仓廪之官，五味出焉。胃者，水谷气血之海也。胃大一尺五寸，径五寸，长二尺六寸。横屈受水谷三斗五升，其中之谷常留二斗，水一斗五升而满。是经多气多血。《难经》曰："胃重二斤一两。"

足太阴脾经图注左右共四十二穴。

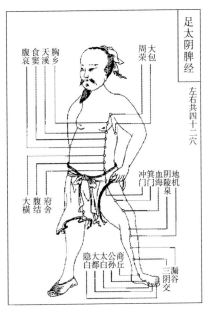

足太阴脾经

左右共四十二穴

腹哀 食窦 天溪 胸乡 周荣 大包

冲门 箕门 血海 阴陵泉 地机

大横 腹结 府舍

隐白 大都 太白 公孙 商丘

漏谷 三阴交

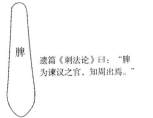

脾

遗篇《刺法论》曰："脾为谏议之官，知周出焉。"

脾者，仓廪之官，五味出焉。形如刀镰，与胃同膜而附其上之左，俞当十一椎下，闻声则动，动则磨胃而主运化，其合肉也，其荣唇也，开窍于口。是经常多气少血。《难经》曰："脾重二斤三两，广扁三寸，长五寸，有散膏半斤，主裹血，温五脏，主藏意与智。"滑氏曰："掩乎太仓。"华元化曰："脾主消磨五谷，养于四傍。"

手少阴心经图注左右共十八穴。

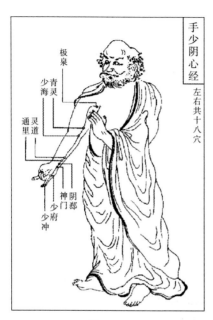

极泉
青灵
少海
灵道
通里
阴郄
神门
少府
少冲

手少阴心经 左右共十八穴

类经图翼

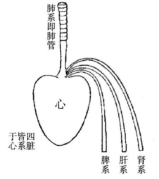

肺系即肺管
心
四脏皆系于心系
脾系
肝系
肾系

心者，君主之官，神明出焉。心居肺管之下，膈膜之上，附着脊之第五椎，是经常少血多气，其合脉也，其荣色也，开窍于耳，又曰舌。《难经》曰："心重十二两，中有七孔三毛，盛精汁三合，主藏神。"心象尖圆，形如莲蕊，其中有窍，多寡不同，以导引天真之气，下无透窍，上通乎舌，共有四系以通四脏。心外有赤黄裹脂，是为心包络，心下有膈膜与脊胁周回相着，遮蔽浊气，使不得上熏心肺，所谓膻中也。

手太阳小肠经图注 左右共三十八穴。

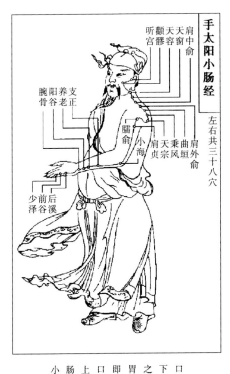

手太阳小肠经

左右共三十八穴

听颧天天肩
宫髎容窗中俞

腕阳养支
骨谷老正

臑俞

小海

肩天秉曲肩
贞宗风垣外
俞

少前后
泽谷溪

小肠上口即胃之下口

小肠下口即大
肠上口,名阑门

小肠者,受盛之官,化物出焉。小肠后附于脊,前附于脐上,左回叠积十六曲,大二寸半,径八分分之少半,长三丈二尺。受谷二斗四升,水六升三合合之大半。小肠上口在脐上二寸近脊,水谷由此而入,复下一寸外附于脐,为水分穴,当小肠下口,至是而泌别清浊,水液渗入膀胱,滓秽流入大肠。是经多血少气。《难经》曰:"小肠重二斤十四两。"

足太阳膀胱经图注 左右共一百二十六穴。

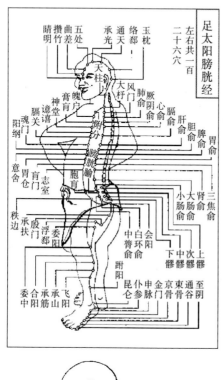

足太阳膀胱经
左右共一百
二十六穴

睛明 攒竹 曲差 五处 承光 通天 络郄 玉枕

天柱 风门 厥阴俞 心俞

魄户 膏肓 神堂 譩譆 膈关 魂门 阳纲

大杼 肺俞 膈俞 肝俞 胆俞 脾俞 胃俞

意舍 胃仓 肓门 志室

三焦俞 肾俞 胃俞 膀胱俞 胞肓 小肠俞 大肠俞

秩边 承扶 殷门 浮郄 委阳 委中 中膂俞 白环俞 会阳 下髎 中髎 次髎 上髎 跗阳

委中 合阳 承筋 承山 飞阳 昆仑 仆参 申脉 金门 京骨 束骨 通谷 至阴

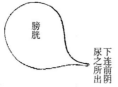

膀胱

下连前阴
尿之所出

膀胱者，州都之官，津液藏焉，气化则能出矣。膀胱当十九椎，居肾之下，大肠之前，有下口，无上口，当脐上一寸水分穴处为小肠下口，乃膀胱上际，水液由此别回肠，随气泌渗而入，其出其入，皆由气化。入气不化则水归大肠而为泄泻，出气不化则闭塞下窍而为癃肿。后世诸书有言其有上口无下口，有言上下俱有口者，皆非。是经多血少气。《难经》曰："膀胱重九两二铢，纵广九寸，盛尿九升九合，口广二寸半。"

足少阴肾经图注_{左右共五十四穴。}

足少阴肾经图注左右共五十四穴。

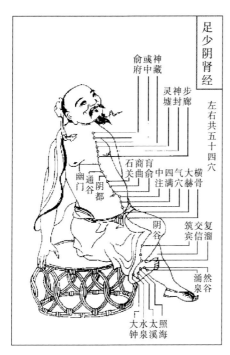

足少阴肾经

左右共五十四穴

神藏
或中
俞府

灵墟
神封
步廊

石关
商曲
肓俞

幽门
通谷
阴都

四满
气穴
大赫
横骨
注

中注

阴谷

筑宾
交信
复溜

涌泉
然谷

大钟
水泉
太溪
照海

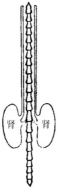

肾　　肾

肾者，作强之官，伎巧出焉。肾附于脊之十四椎下，是经常少血多气，其合骨也。其荣发也，开窍于二阴。《难经》曰："肾有两枚，重一斤二两，主藏精与志。"华元化曰："肾者，精神之舍，性命之根。"肾有两枚，形如豇豆，相并而曲附于脊之两旁，相去各一寸五分。外有黄脂包裹，各有带二条，上条系于心，下条趋脊下大骨，在脊骨之端，如半手许，中有两穴，是肾带经过处，上行脊髓，至脑中连于髓海。

手厥阴心包络经图注左右共一十八穴。

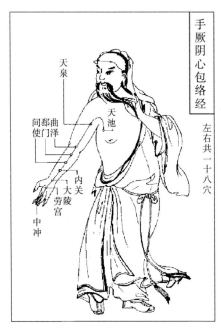

手厥阴心包络经

左右共一十八穴

天泉

天池

间郄曲
使门泽

内关
大陵
劳宫

中冲

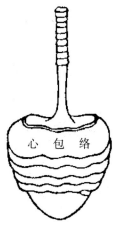

心包络

心包一脏,《难经》言其无形。滑伯仁曰:"心包一名手心主,以脏象校之,在心下横膜之上,竖膜之下,其与横膜相粘而黄脂裹者,心也;脂漫之外,有细筋膜如丝,与心肺相连者,心包也。"此说为是,凡言无形者非。

【又按】《灵兰秘典论》有十二官,独少心包一官,而多"膻中者臣使之官,喜乐出焉"一节。今考心包脏居膈上,经始胸中,正值膻中之所,位居相火,代君行事,实臣使也。此一官者,其即此经之谓欤!

手少阳三焦经图注左右共四十六穴。

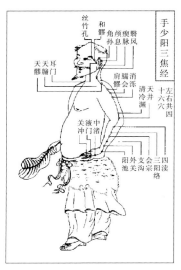

三焦者，决渎之官，水道出焉。是经少血多气。后《附翼》中有《三焦包络命门辨》，宜互参考。《中脏经》曰："三焦者，人之三元之气也，总领五脏六腑营卫经络，内外左右上下之气。"三焦通则内外左右上下皆通。其于周身灌体，和内调外，荣左养右，导上宣下，莫大于此。

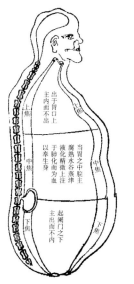

足少阳胆经图注左右共八十六穴。

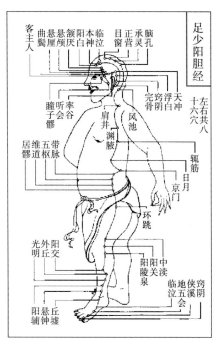

足少阳胆经 左右共八十六穴

客主人 曲鬓 悬厘 悬颅 颔厌 阳白 本神 临泣 目窗 正营 承灵 脑孔

瞳子髎 听会 率谷 完骨 窍阴 浮白 天冲 肩井 渊腋 风池

居髎 维道 五枢 带脉 辄筋 日月 京门

环跳

光明 外丘 阳交 阳陵泉 阳关 中渎 临泣 地五会 侠溪 窍阴

阳辅 悬钟 丘墟

类经图翼

胆

《六节脏象论》曰："凡十一脏，皆取决于胆也。"胆者，中正之官，决断出焉。《难经》曰："胆在肝之短叶间，重三两三铢，长三寸，盛精汁三合。"是经多血少气。华元化曰："胆者，中清之腑，号曰将军。"主藏而不泻。

足厥阴肝经图注左右共二十八穴。

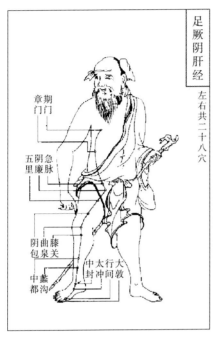

足
厥
阴
肝
经

左右共二十八穴

章期
门门

五阴急
里廉脉

阴曲膝
包泉关

中太行大
封冲间敦

中蠡
都沟

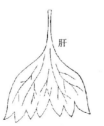

肝

肝者，将军之官，谋虑出焉。肝居膈下，上着脊之九椎下，是经常多血少气，其合筋也，其荣爪也，主藏魂，开窍于目，其系上络心肺，下亦无窍。《难经》曰："肝重二斤四两，左三叶，右四叶，凡七叶。"《刺禁论》曰："肝生于左。"滑氏曰："肝之为脏，其治在左，其脏在右胁右肾之前，并胃着脊之第九椎。"

任脉图 二十四穴   督脉图 二十八穴

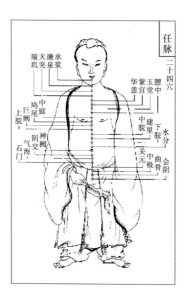

任脉
二十四穴

璇天廉承
玑突泉浆
华紫玉膻
盖宫堂中
中庭
鸠尾
巨阙
上脘
中脘
建里
下脘
水分
神阙
阴交
气海
石门
关元
中极
曲骨
会阴

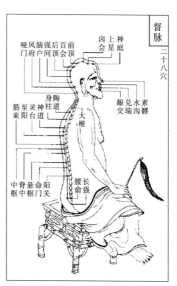

督脉
二十八穴

哑风脑强后百前
门府户间顶会顶
囟上星神庭
会
龈兑水素
交端沟髎
身陶道
筋至灵神柱大
束阳台道椎
中脊悬命阳
枢中枢门关
腰长
命强

任督解

　　任督二脉，为人身阴阳之纲领。任行于腹，总诸阴之会，故为阴脉之海；督行于背，统诸阳之纲，故为阳脉之海，二脉皆起于会阴。启玄子曰："《甲乙经》《图经》以任脉循背者谓之督脉，自小腹上者谓之任脉，亦谓之督脉，则是以背腹阴阳别为名目耳。"然冲脉亦起于胞中，并足少阴而上行，是任脉督脉冲脉乃一源而三歧者。故人身之有腹背，犹天地之有子午；任督之有前后，犹二陆之分阴阳也。

类经图翼

内景图

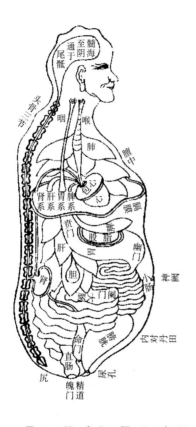

心系七节。七节之傍，中有小心，以肾系十四椎下，由下而上，亦七节也。旧图有精道循脊背，过肛门者，甚属非理，而且无子宫命门之象，皆大失也，令改正之。

三卷　经络一

唇口喉舌肠胃尺寸数

唇至齿，长九分。

齿至会厌深三寸半，大容五合。

舌重十两，长七寸，广二寸半。

咽门重十两，广二寸半，至胃长一尺六寸。《难经》

曰："重十二两。"

喉咙，《难经》曰："重十二两，广二寸，长一尺二寸，计九节。"

肠胃，自胃至肠总长五丈八尺四寸，受水谷九斗二升一合合之大半。

自唇所入，至肛所出，共长六丈四寸四分，小大回肠，共三十二曲。上义俱出《肠胃篇》，详脏象类二十六。

内景赋

尝计夫人生根本兮由乎元气，表里阴阳兮升降沉浮。出入运行兮周而复始。神机气立兮生化无休。经络兮行乎肌表，脏腑兮通于咽喉。喉在前，其形坚健；咽在后，其质和柔。喉通呼吸之气，气行五脏；咽为饮食之道，六腑源头。气食兮何能不乱，主宰者会厌分流。从此兮下咽入膈，脏腑兮阴阳不侔。

五脏者，肺为华盖而上连喉管；肺之下，心包所护而君主可求。此即膻中，宗气所从。膈膜周蔽，清虚上宫。脾居膈下，中州胃同。膜联胃左，运化乃功。肝叶障于脾后，胆腑附于叶东。两肾又居脊下，腰间有脉相通。主闭蛰封藏之本，为二阴天一之宗。此属喉之前窍，精神须赖气充。

又如六腑，阳明胃先。熟腐水谷，胃脘通咽。上口称为贲门，谷气从而散宣。输脾经而达肺，诚脏腑之大源。

历幽门之下口，联小肠而盘旋。再小肠之下际，有阑门者在焉。此泌别之关隘，分清浊于后前。大肠接其右，导渣秽于大便；膀胱无上窍，由渗泄而通泉。羡二阴之和畅，皆气化之自然。

再详夫脏腑略备，三焦未言。号孤独之腑，擅总司之权。体三才而定位，法六合而象天。上焦如雾兮，霭氤氲之天气；中焦如沤兮，化营血之新鲜。下焦如渎兮，主宣通乎壅滞；此所以上焦主内而不出，下焦主出而如川。

又总诸脏之所居，隔高低之非类。求脉气之往来，果何如而相济。以心主之为君，朝诸经之维系。是故怒动于心，肝从而炽；欲念方萌，肾经精沸。构难释之苦思，枯脾中之生意。肺脉涩而气沉，为悲忧于心内。惟脉络有以相通，故气得从心而至。虽诸脏之归心，实上系之联肺。肺气何生？根从脾胃。赖水谷于敖仓，化精微而为气。气旺则精盈，精盈则气盛。

此是化源根，"坎"里藏真命。虽内景之缘由，尚根苗之当究。既云两肾之前，又曰膀胱之后。出大肠之上左，居小肠之下右。其中果何所藏？蓄"坎""离"之交媾，为生气之海，为元阳之窦。辟精血于子宫，司人生之夭寿。称命门者是也，号天根者非谬。使能知地下有雷声，方悟得春光弥宇宙。

十六络穴图

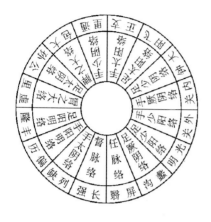

《经脉篇》只十五络，《平人气象论》曰："胃之大络，名曰虚里。"是共十六络也。然足太阴络曰公孙，而复有脾之大络曰大包，足阳明络曰丰隆，而复有胃之大络曰虚里。故诸经之络皆一，而惟脾胃之络皆二。

宗、营、卫三气图

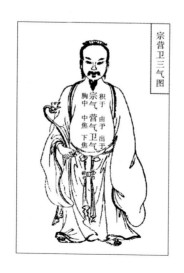

宗营卫三气图

积于胸中，由于中焦，出于下焦

宗气
营气
卫气

宗营卫三气解

宗气积于胸中，出于喉咙，以贯心脉而行呼吸。《决气篇》曰："上焦开发，宣五谷味，熏肤充身泽毛。"若雾露之溉者，是谓宗气，宗之为言大也。

营气者，阴气也，水谷之精气也。其精气之行于经者，为营气。营气出于中焦，并胃中出上焦之后，上注于肺，受气取汁化而为血，以奉生身，莫贵于此。其行始于太阴肺经，渐降而下，而终于厥阴肝经，随宗气而行于十二经隧之中，故曰清者为营，营行脉中。

卫气者，阳气也，水谷之悍气也。其浮气之慓疾滑利而不循于经者，为卫气。卫气出于下焦，渐升而上，每日平旦阴尽，阳气出于目之睛明穴，上行于头，昼自足太阳始，行于六阳经以下阴分，夜自足少阴始，行于六阴经复注于肾，昼夜各二十五周，不随宗气而自行于各经皮肤分肉之间，故曰浊者为卫，卫行脉外。

类经图翼

四卷　经络二

（明）张景岳著

脏腑井原不同图　　　阳明太阴井合图

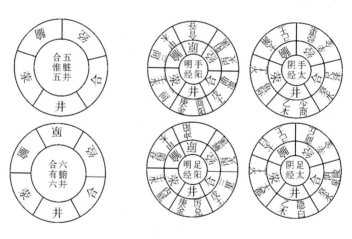

十二经井荣腧原经合总图

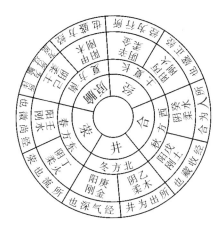

太阳少阳井合图

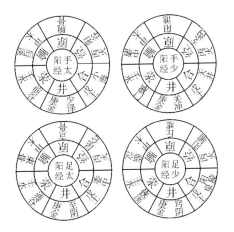

少阴厥阴井合图

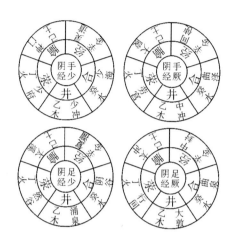

井荣腧经合解

《灵枢·九针十二原篇》曰："五脏五腧，五五二十五腧；六腑六腧，六六三十六腧。所出为井，所溜为荥，所注为输，所行为经，所入为合。"夫所出为井者，如水源出井，其气正深，北方水也。所溜为荥者，荥，小水也，脉气尚微，东方春也。所注为腧者，腧，输也，经由此而输彼，其气方盛，南方夏也。所行为经者，经气大行，正盛于此，应长夏也；所入为合者，脉气由此内行，归合于腑脏，西方金也。

【按】《六十五难》曰："井者，东方春也，万物之始生，故言所出为井也；合者，北方冬也；阳气入藏，故言所入为合也。"似亦近理，但证之本经诸篇，则皆不合，当以经旨为是，因敢僭为改正，义详针刺类第十七。

然经络遍身，无往非穴，今各经之井、荥、腧、经、合穴，皆在手足而不逾肘膝者，正以手肘足膝，是为四关，四关者，乃关节之处，所以系周身三百六十五节之气也。本篇曰："节之交，三百六十五会。"所言节者，神气之所游行出入，非皮肉筋骨也。又曰："四关主治五脏。"是知周身经络，皆不出于四关，而十二经之要穴，皆不离于手足欲求经络之妙者，必加意于关节之会焉。

井荥阴阳配合五行刚柔

《灵枢·本输篇》曰："肺出于少商为井木，心出于中冲为井木，肝出于大敦为井木，脾出于隐白为井木，肾出于涌泉为井木。"此五脏之井皆始于木也。又曰："膀胱出于至阴为井金，胆出于窍阴为井金，胃出于厉兑为井金，三焦出于关冲为井金，小肠出于少泽为井金，大肠出于商阳为井金。"此六腑之皆始于金也。此《灵枢》发各经金木之理，而未悉五行生合之义；及《六十四难经》乃始分析五行刚柔，而滑伯仁又详注阴井木生阴荥火，阴荥火生阴腧土，阴腧土生阴经金，阴经金生阴合水，阳井金生阳荥水，阳荥水生阳腧木，阳腧木生阳经火，阳经火生阳合土也。又如阴井乙木，阳井庚金，是乙与庚合也；阴荥丁火，阳荥壬水，是丁与壬合也；阳腧甲木，阴腧己土，是甲与己合也；阳经丙火，阴经辛金，是丙与辛合也；阳合戊土，阴合癸水，是戊与癸合也。庚为阳金，故曰阳井庚者，乙之刚也；乙为阴木，故曰阴井乙者，庚之柔也。此其生发象四时，潮宗合河海，上下有相生之义，阴阳有相配之理。盖其上法天时，中合人事，而下应地理者乎！

十二原解

《灵枢·九针十二原篇》云："肺之原出于太渊，心之原出于太冲，脾之原出于太白，肾之原出于太溪，膏之原出于鸠尾，肓之原出于脖胦。凡此十二原者，主治五脏六腑之有疾者也。"《本输篇》乃以太渊、大陵、太冲、太白、太溪等五原为五脏之腧。六腑则膀胱之束骨为腧，京骨为原；胆之临泣为腧，丘墟为原；胃之陷谷为腧，冲阳为原；三焦之中渚为腧，阳池为原；小肠之后溪为腧，腕骨为原；大肠之三间为腧，合谷为原。又曰："心出于中冲，中冲者，手中指之端也，为井木；溜于劳宫，劳宫，掌中中指本节之内间也，为荥；注于大陵，大陵，掌后两骨之间方下者也，为腧；行于间使，间使之道，两筋之间，三寸之中也，有过则至，无过则止，为经；入于曲泽，曲泽，肘内廉下陷者之中也，屈而得之，为合。手少阴经也。"中冲以下皆手心主经穴，本篇直指为手少阴，而少阴经腧，别无载者。《邪客篇》："帝曰：'手少阴之脉独无腧何也？'岐伯曰：'少阴，心脉也。心者，五脏六腑之大主也，精神之所舍也。其脏坚固，邪弗能容也；容之则伤心，心伤则神去；神去则死矣。故诸邪之于心者，皆在于心之包络，包络者，心主之脉也，故独无腧焉。'帝曰：'少阴独无腧者，不病乎?'岐伯曰：'其外经病而脏不病，故独取其经于掌后锐骨之端。即神门穴手少阴腧也。其余脉出入屈折，行之徐疾，皆如手少阴心主之脉行也。'"故王氏注《气穴论》脏腧五十穴，亦惟有心主井腧，而无心经之五腧。惟独《缪刺篇》曰："少阴锐骨之端各一痏。"王氏注谓神门穴为手少阴之腧者，盖亦本于《邪客篇》也。

【愚按】前三篇之说，各有不同。在《九针十二原篇》只言五脏之原左右各二，而复有膏之原，肓之原，共为十二原。在《本输篇》则以前篇五脏之原为五腧，复有六腑之原，而无膏肓之原，且手少阴之脉独无腧，而以手厥阴之腧代之。在《邪客篇》则明指手少阴之腧，在掌后锐骨之端，而亦皆无少阴井荣经合并膏肓等原。《难经》亦然。及查《甲乙经》乃云："少冲者木也。一名经始，在手小指内廉之端，去爪甲角如韭叶，手少阴脉之所出也，为井。""少府者，火也。在小指本节后陷者中，直劳宫，手少阴脉之所溜也，为荣。""神门者，土也。一名兑冲，一名中都，在掌后兑骨之端陷者中，手少阴脉之所注也，为腧。""灵道者，金也。在掌后一寸五分，或曰一寸。手少阴脉所行也，为经。""少海者，水也。一名曲节，在肘内廉节后陷者中，动脉应手，手少阴脉之所入也，为合。"而十二经之井、荣始全矣。

然详求腧原之义，如《九针十二原篇》，及《本输篇》所云，则阴经之原即腧也。阳经虽有腧原之分，而腧过于原，亦为同气。故阳经治原，即所以治腧也；阴经治腧，即所以治原也。《六十六难》曰："十二经皆以腧为原者何也？然。五脏俞者，三焦之所行，气之所留止也。"又曰："原者，三焦之尊号也，故所止辄为原。五脏六腑之有病者，皆取其原也。"及考之《顺气一日分为四时篇》则曰："原独不应五时，以经合之，以应其数。"然则腧可合原，经亦可合原矣。盖腧在原之前，经在原之后，穴邻脉近，故其气数皆相应也。义见针刺类十七。

上中下本标中气图

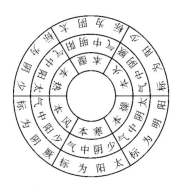

六经之气，以风、寒、热、湿、火、燥为本，三阴三阳为标，本标之中见者为中气。中气者，如少阳、厥阴为表里，阳明、太阴为表里，太阳、少阴为表里。表里相通，别彼此互为中气。义出《六微旨大论》，详运气类六。

脏腑应天本标中气图

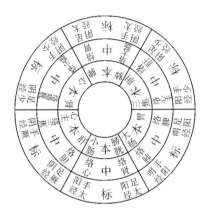

脏腑经络之标本，脏腑为本居里，十二经为标居表，表里相络者为中气居中。所谓相络者，乃表里互相维络。如足太阳膀胱经络于肾，足少阴肾经亦络于膀胱也。余仿此。

标本中气从化解 详标本类第一章。

《至真要大论》曰："少阳、太阴从本，少阴、太阳从本从标，阳明、厥阴不从标本，从乎中也。"启玄子注曰："少阳之本火，太阴之本湿，本末同，故从本也。少阴之本热，其标阴；太阳之本寒，其标阳，本末异，故从本从标。阳明之中太阴，厥阴之中少阳，本末与中不同，故不从标本，从乎中也。从本、从标、从中，皆以其为化生之用也。"此注殊欠明显，即汪石山图注，亦隐晦难解。

【愚按】少阳、太阴从本者，以少阳本火而标阳，太阴本湿而标阴，标本同气，故当从本。然少阳、太阴亦有中气而不言从中者，以少阳之中，厥阴木也，木火同气，木从火

· 145 ·

化矣，故不从中也。

太阴之中，阳明金也，土金相生，燥从湿化矣，故不从中也。少阴、太阳从本从标者，以少阴本热而标阴，太阳本寒而标阳，标本异气，故或从本，或从标，而治之有先后也。然少阴、太阳亦有中气，以少阴之中，太阳水也，太阳之中，少阴火也，同于本则异于标，同于标则异于本，故皆不从中气也。至若阳明厥阴不从标本从乎中者，以阳明之中，太阴湿土也，亦以燥从湿化矣；厥阴之中，少阳火也，亦以木从火化矣。故阳明、厥阴不从标本，而从中气也。要之五行之气，以木遇火，则从火化，以金遇土，则从湿化，总不离于水流湿，火就燥，同气相求之义耳。故本篇曰："从本者，化生于本；从标本者，有标本之化；从中者，以中气为化也。"必详明标本化生之所自，则知所以调治之矣。故张子和《标本运气歌》曰："少阳从本为相火，太阴从本湿土坐。厥阴从中火是家，阳明从中湿是我。太阳少阴标本从，阴阳二气相包裹。风从火断汗之宜，燥与湿兼下之可。万病能将火湿分，彻开轩岐无缝锁。"又其《十二经水火分治歌》，其义大同，皆本诸此，详载《儒门事亲》第十四卷中。

【愚按】六经从本、从标、从中者，盖以同类相从，归六气于水火，总万病于阴阳，二者而已。此诚造化自然之道，然而经旨深邃，未易推测。自启玄子以来，注皆未得。及戴人张子和始发明"火湿"二字之义，甚得其要，意谓标本相从之理，止于是矣。继自刘宗厚而下，莫不宗之。愚亦深以为然，独惜其治法有未尽善者，谓风从火断汗之宜，燥与湿兼下之可也，此概指六气从化，皆为有余，而欲以汗下二法尽之。若然，则诸病之化，岂尽属有余而必无不及者耶？殊失圣经本意矣。在《内经》之言，盖特举阴阳所化之理，本非谓其有余；而子和之意，则但见其有余之为病，而不知其不及之难化也。夫六经之气，时有盛衰，气有余，则化生太过；气不及，则化生不前。从其化者化之常，得其常则化生不息；逆其化者化之变，值其变则强弱为灾。如木从火化也，火盛则木从其化，此化之太过也；阳衰则木失其化，此化之不前也。燥从湿化也，湿盛则燥从其化，此化之太过也；土衰则金失其化，亦化之不前也。五行之气，正对俱然，此本标化生之理所必然者。化而太过者宜抑，化而不及者不宜培耶？治失其当，又安得谓之善哉？知乎此，则可与言化生之妙用矣。

面部图 详脉色类三十一。

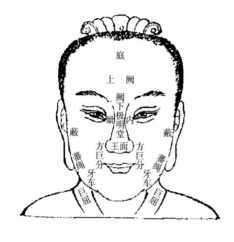

《五色篇》曰："明堂者，鼻也。阙者，眉间也。庭者，颜也。蕃者，颊侧也。蔽者，耳门也。其间欲方大，去之十步，皆见于外，如是者，寿必中百岁。"

"明堂骨高以起，平以直，五脏次于中央，六腑夹其两侧，首面上于阙庭，王宫在于下极，五脏安于胸中，真色以致，病色不见，明堂润泽以清，五官恶得无辨乎?"（详《类经》脉色类）

脏腑色见面部图

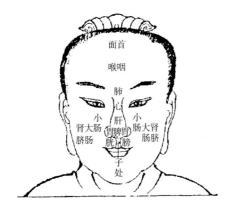

面首
喉咽
肺
心
小　肝　小
肠　胆　肠
肾大肠胃脾胃大肾
脐肠膀胱肠脐
子
处

《五色篇》曰：
"庭者，首面也。阙上
者，咽喉也。阙中者，
肺也。下极者，心也。
直下者，肝也。肝左
者，胆也。下者脾也。
方上者胃也。中央者，
大肠也。夹大肠者，
肾也。当肾者，脐也。
面王以上者小肠也。
面王以下者，膀胱子
处也。""男子色在于
面王，为小腹痛，下
为卵痛，其圜直为茎
痛。在女子为膀胱子
处之病，散为痛，抟①
为聚。"

四卷　经络二

---

① 抟：原文中为"搏"，据语义改。

肢节色见面部图

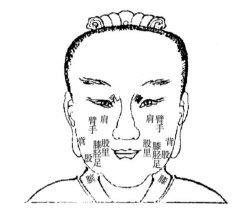

类经图翼

《五色篇》曰："颧者，肩也。颧后者，臂也。臂下者，手也。目内眦上者，膺乳也。挟绳而上者，背也。循牙车以下者，股也。中央者，膝也。膝以下者胫也。当胫以下者足也。巨分者，股里也。巨屈者，膝膑也。此五脏六腑肢节之部也。"

手十指应十日图出《灵枢·阴阳系日月篇》。

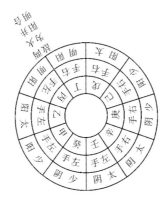

手足阴阳应十二月图

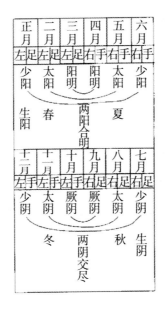

十二经脉合十二经水图 出《经水篇》。

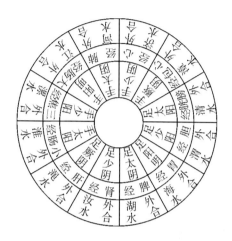

身形应九野太一所在天忌图

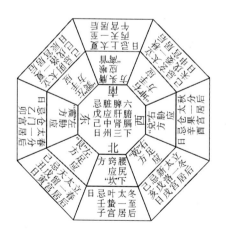

《九官八风篇》以八节分八官而称为太一所居者，正合月建之序。盖月建所在之方，即时令所旺之位，人身之气，无不应之，故凡针灸家当知避忌者，恐伤其旺气耳。详经络类三十五。

太一人神避忌歌 针灸破痈切宜忌之。

立春艮上起天留，戊寅己丑左足求。

春分左胁仓门震，乙卯日见定为仇。

立夏戊辰己巳巽，阴洛宫中左手愁。

夏至上天丙午日，正值膺喉离首头。

立秋右手当玄委，戊申己未坤上游。

秋分仓果西方兑，辛酉还从右胁求。

立冬右足加新洛，戊戌己亥乾位收。

冬至坎方临叶蛰，壬子腰尻下窍流。

五脏六腑并脐腹，招摇诸戊己中州。

逐日人神所在歌 忌针灸。

人神之法将何起？

一日先从足大趾。

二日外踝三股内，

四在腰髀五口里。

六手七居内踝次，

八腕九尻十腰背。

十一鼻柱二发际，

十三牙齿皆相类。

十四胃脘五遍身，

六胸十七气冲寻。

十八股内十九足，

二十内踝须分明。

二十一在手小指间，

二十二外踝二十三肝。

二十四手阳明勿错，

二十五足阳明一般。

二十六在胸二十七膝，

二十八阴中勿相逼。

二十九元来膝胫前，

三十足跗须记得。

血忌歌 忌针灸刺血。

血忌正牛二月羊，三当避虎四猴乡。

五兔六鸡皆可畏，七龙八狗正刚强。

九在蛇宫十在亥，十一偏嫌马伏藏。

十二月中逢鼠位，是名血忌必须防。

十干人神所在

甲日在头。　　乙日在项。

丙日在肩臂。　丁日在胸胁。

戊日在腹。　　己日在背。

庚日在膝。　　辛日在脾。

壬日在肾。　　癸日在足。

十二支人神所在

子日在目。

丑日在耳。

寅日在胸，一云面及口。

卯日在鼻，一云在脾。

辰日在腰。

巳日在手，一云在头、口。

午日在心腹。

未日在足，一云在足心。

申日在头，一云在肩腰。

酉日在背，一云在胫。

戌日在头，一云在咽喉。

亥日在项，一云在臂、胫、膝。

十二时人神所在

子时在踝。

丑时在头。

寅时在耳，一云在目。

卯时在面，一云在耳。

辰时在项，一云在口。

巳时在乳，一云在肩。

午时在胸胁。

未时在腹。

申时在心。

酉时在膝，一云在背、脾。

戌时在腰，一云在阴左右。

亥时在股。

上皆人神所在，并不宜针灸，慎之慎之。

禁针穴歌 共三十一穴。

禁针穴道要先明，脑户囟会及神庭。

络郄玉枕角孙穴，颅囟承泣随承灵。

神道灵台膻中忌，水分神阙并会阴。

横骨气冲手五里，箕门承筋及青灵。

乳中上臂三阳络，二十三穴不可针。

孕妇不宜针合谷，三阳交内亦通论。

石门针灸应须忌，女子终身无妊娠。

外有云门并鸠尾，缺盆客主人莫深。

肩井深时人闷倒，三里急补人还平。

禁灸穴歌 四十七穴。

禁灸之穴四十七，承光哑门风府逆。

睛明攒竹下迎香，天柱素髎上临泣。

脑户耳门瘛脉通，禾髎颧髎丝竹空。

头维下关人迎等，肩贞天牖心俞同。

类经图翼

乳中脊中白环俞，鸠尾渊腋如周荣。

腹哀少商并鱼际，经渠天府及中冲。

阳池阳关地五会，漏谷阴陵条口逢。

殷门申脉承扶忌，伏兔髀关连委中。

阴市下行寻犊鼻，诸穴休将艾火攻。

针灸诸则

——凡诸病之作，皆由血气壅滞，不得宣通，针以开导之，灸以温暖之，治毕须好将护，忌生冷醋滑等物，若不知慎，必反生他疾。

——凡灸头与四肢，必火足气到，方能愈病；然头巅四肢肉薄，若并灸之，则血气绝于下，宜时为歇火，或隔日再报，使血脉通达，火气流行，积数充足，自然除疾。又如本经针法多云"刺入三分，灸三壮"之类，乃概举大纲，未尽心法；且手足皮薄，宜炷小数少；腹背肉厚，宜炷大壮多，皆当以意推测。若灸背者，宜熟斯佳也。凡灸察生熟之候，当以人之盛衰、老少、肥瘦为则。凡灸脐下久冷、疝瘕痃癖、气块伏梁积气，宜艾炷大。又《小品诸方》云："腹背宜灸五百壮，四肢则但去风邪。"不宜多灸，七壮至七七壮止，不得过，随年数。如巨阙、鸠尾虽是胸腹之穴，灸不过七七壮。艾炷不须大，以竹筋头作炷，正当脉上灸之。若灸此处而炷大灸多，令人永无心力。如头顶穴若灸多，令人失精神；臂脚穴灸多，令人血脉枯竭，四肢细瘦无力。既复失精神，又加于细瘦，即脱人正气也。

——凡微数之脉，及新得汗后，并忌灸。

——凡人年三十以上者，若灸头不灸三里，令人气上眼暗，以三里穴能下气也。凡一切病，皆灸三里三壮，每日常灸，气下乃止。

——凡灸法，须先发于上，后发于下；先发于阳，后发于阴。凡针刺大法，多宜在午时之后，不宜在午时之前。

九针图 出《九针论》。

一曰镵针

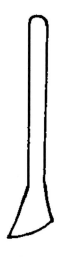

其头大，其末锐，取法于巾针，去末寸半渐锐之，长一寸六分，主热在头身用之。

二曰圆针

筒其身，卵其锋，取法于絮针，长一寸六分，主治分肉间气满身用之。

三曰锟针

其身大，其末圆，取法于黍粟之锐，长三寸半，主按脉取气，令邪气出。

四曰锋针

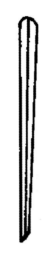

筒其身，锋其末，取法于絮针，长一寸六分，主痈热出血用之。《九针十二原篇》曰："刃三隅，以发痼疾。"

五曰铍针

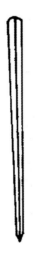

其末如剑锋，可以取大脓。广二分半，长四寸，主大痈脓，两热争者用之。

六曰圆利针

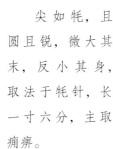

尖如牦，且圆且锐，微大其末，反小其身，取法于牦针，长一寸六分，主取痈痹。

七曰毫针

尖如蚊虻喙，取法于毫毛，长一寸六分，主寒热痛痹在络。

八曰长针

长其身，锋其末，取法于綦针，长七寸，主取深邪远痹。

九曰大针

其锋微圆，取法于锋针，长四寸，主取大气不出关节。

类经图翼

五卷　经络三

（明）张景岳著

诸部经络发明

头面部	喉口唇舌部	颈肩部
胸腹部	背部	胁肋部
四肢部	皮毛肌肉部	筋骨血脉部
脏腑部	前后阴部	

头面部

巅：足太阳交巅。足厥阴与督脉会于巅。俱经络二。手少阳别于巅。经络三。足少阳之筋，交巅上。经络四。督脉上额交巅入络脑。经络二十七。

脑髓：足太阳直者入络脑。经络二。足阳明循眼系入络脑。经络十三。诸髓者皆属于脑。经络二十一。脑为髓之海。经络三十二。脑者阴也，髓者骨之充也。疾病八十。髓者以脑为主。疾病三十六。肌肉之精为约束，裹撷筋骨血气之精，而与脉并为系。上属于脑。疾病八十一。

额颅：足阳明循发际至额颅。足太阳上额。足厥阴上出额。俱经络二。足少阳之筋，直者上额角。手少阳之筋，结于角。俱经络四。手足少阴太阴足阳明，此五络皆上络左角。针刺三十。

头：足少阳上抵头角。经络二。足太阳之筋，直者上头。手阳明之筋，直者上左角络头。俱经络四。督脉之别散头上。经络五。头者精明之府。疾病类九十一。

面：任脉循面。经络二十七。足少阳之别，散于面。手少阴出于面。俱经络三。诸阳之会皆在于面。疾病三。十二经脉，三百六十五络，其血气皆上于面而走孔窍。脏象二十。心者生之本，其华在面。脏象类二。

目附命门：目者肝之官也。脉色三十一。东方色青，入通于肝，开窍于目。脏象四。东方生风，在窍为目。脏象五。敷和之纪，其主目。运气十三。任脉入目。督脉与太阳起于目内眦。其小腹直上者，上系两目之下。俱经络二十七。跷脉属目内眦，气不营则目不合。经络二十八。足太阳有通项入于脑者，正属目本，名曰眼系。阴跷阳跷，阴阳相交，阳入阴，阴出阳，交于目锐眦，阳气盛则瞋目，阴气盛则瞑目。俱针刺四十四。足太阳起目内眦。经络二。足太阳之筋，支者为目上网；足阳明之筋，上合于太阳，为目下网；足少阳之筋，支者结于目眦，为外维。俱经络四。足阳明还系目系。经络三。足少阳起目锐眦，至锐眦后。手太阳至目锐眦，支者至目内眦。手少阳至目锐眦。手少阴系目系。足厥阴连目系。俱经络二。手少阴合目内眦。经络三。手阳明之别者，合于宗脉。经脉五。足少阳别者系目系，合少阳于外眦。经络三。肝气通于目，肝和则目能辨五色矣。经络二十二。平旦阴尽，阳气出于目，目张则气上行于头，夜则气行于阴，而复合于目。经络二十五。其精阳气，上走于目而为睛。脏象二十。心者五脏之专精也，目者其窍也。疾病八十。目者，宗脉之所聚也，上液之道也。疾病七十九。诸脉者皆属于目。经络二十一。五脏六腑，目为候。五脏六腑之津液，尽上渗于目。俱疾病五十八。五脏六腑之精气皆上注于目而为之精，精之窠为眼，骨之精为瞳子，筋之精为黑眼，血之精为络，其窠气之精为白眼，肌肉之精为约束。目者，五脏六腑之精也，营卫魂魄之所常营也，神气之所生也。目者，心使也。俱疾病八十一。

命门：太阳结于命门，命门者目也。经络十二、三十。

鼻附天牝：鼻者肺之官也。脉色三十一。西方白色，入通于肺，开窍于鼻。脏象四。肺主鼻，在窍为鼻。脏象五。审平之纪，其主鼻。运气十三。手阳明上挟鼻孔。足阳明起于鼻之交頞中，下循鼻外。手太阳支者抵鼻。俱经络二。足阳明之筋，下结于鼻。足太阳之筋，结于鼻。俱经络四。其宗气上出于鼻而为臭。脏象二十。肺气通于鼻，肺和则鼻能知香臭矣。经络二十二。

天牝：天牝从来，复得其往。论治二十。

耳：耳者，肾之官也。脉色三十一。南方赤色，入通于心，开窍于耳。脏象四。肾主耳，在窍为耳。脏象五。足太阳支者，至耳上角。足阳明循颊车上耳前。足少阳下耳后；支耳中，出耳前。手太阳入耳中。手少阳系耳后，出耳上角；支入耳中，出耳前。俱经络二。手阳明之别者，入耳合于宗脉。经络五。足少阳之筋，出太阳之前，循耳后。足阳明之筋，其支者结于耳前。手太阳之筋，结于耳后完骨；支者，入耳中；直者，出耳上。俱经络四。手厥阴出耳后，合少阳完骨之下。经络三。十二经脉，三百六十五络，其别气走于耳而为听。脏象二十。手足少阴、太阴、足阳明五络，皆会于耳中，上络左角。针刺三十。足少阳之标在窗笼者，耳也。经络十二。耳者，宗脉之所聚也。痰病七十九。肾气通于耳，肾和则能闻五音矣。经络二十三。

枕骨：足太阳之筋，直者结于枕骨；足少阴之筋，结于枕骨，与足太阳之筋合。俱经络四。

完骨：足太阳之筋，上结于完骨。手太阳之筋，结于耳后完骨。俱经络四。手厥阴出耳后，合少阳完骨之下。经络三。

颧：手太阳斜络于颧。经络二。

頄：足太阳之筋，支者下结于頄；足阳明之筋，合于頄；手阳明之筋，支者结于頄。足少阳之筋，结于頄。俱经络四。跷脉入頄。经络二十八。

顑：手太阳支者上顑。手少阳至顑。足少阳抵于顑。俱经络二。足阳明上颈顑。经络三。

颊：手阳明支者贯颊。手太阳支者，循颈上颊。手少阳下颊。足少阳下加颊车。足厥阴支者下颊里。足阳明循颊车。俱经络二。足少阳在耳下曲颊之后。经络十。手少阳之筋，其支者当曲颊。经络四。

颐：任脉上颐。督脉上颐。俱经络二十七。足阳明循颐后下廉。经络二。足少阳之别，出颐颔中。经络三。

颔：足少阳之筋，下走颔。手太阳之筋，结于颔。手少阳筋，上乘颔。手阳明之筋，直者下右颔。俱经络四。

颜：足太阳之筋，下颜。经络四。

人中：手阳明交人中。经络二。

承浆：足阳明下交承浆。经络二。

喉口唇舌部

咽喉：任脉至咽喉。督脉入喉。俱经络二十七。冲脉、任脉会于咽喉。脏象十七。足阳明循喉咙。手太阳循咽。足少阳循喉咙。足厥阴循喉咙之后，上入颃颡。手少阴支者，上夹咽。俱经络二。足少阳之别，上夹咽。足阳明上循咽。足太阴合于阳明，上行结于咽。手少阴之正，上走喉咙。手厥阴出循喉咙。手阳明上循喉咙。手太阳循喉咙。俱经络三。足阳明夹咽之动脉。经络十。上焦并咽以上。经络二十三。

嗌：足太阴脉络嗌。疾病十三。

会厌：厌小而疾薄，则发气疾，其开阖利；厌大而厚，则开阖难，其气出迟。足之少阴，络于横骨，终于会厌。俱针刺四十五。

口：中央黄色，入通于脾，开窍于口。脏象四。脾主口，在窍为口。脏象五。备化之纪，其主口。运气十三。手阳明挟口。足阳明上挟口。俱经络二。足阳明出于口。经络三。脾气通于口，脾和则口能知五谷矣。经络二十二。冲任之脉络唇口。脏象十七。

唇：脾之合肉也，其荣唇也。脏象八。脾胃大小肠三焦膀胱者，仓廪之本，其华在唇四白。脏象二。督脉环唇。经络二十七。足阳明环唇。足厥阴环唇内。俱经络二。口唇者，脾之官也。脉色三十一。唇舌者，肌肉之本也。疾病九十五。

舌：舌者心之官也。脉色三十一。中央黄色，入通于脾，开窍于口，故病在舌本。脏象四。足少阴之脉，贯肾系舌本。疾病六十二。心主舌，在窍为舌。脏象五。升明之纪，其主舌。运气十三。足太阴连舌本散舌下；足少阴挟舌本。俱经络二。足太阴贯舌中。足少阴直者，系舌本。俱经络三。足少阴舌下。经络九。足少阴之标，在背腧与舌下两脉。经络十二。足之少阴。上系于舌。针刺四十五。手少阴之别，系舌本。经络五。手少阳之筋，支者入系舌本。足太阳之筋，支者别入结于舌本。俱经络四。上焦上至舌。经络二十三。厥阴者肝脉也，肝者筋之合也，筋者聚于阴器，而脉络于舌本。疾病九十五。其浊气出于胃，走唇舌而为味。脏象二十。心气通于舌，心和则舌能知五味矣。经络二十二。

齿牙：手阳明入下齿中。足阳明下循鼻外，入上齿中。俱经络二。手阳明之别，遍齿。经络五。手少阳之筋，支者上曲牙。经络四。足阳明循牙车。经络十三。足太阳有入颏遍齿者，名曰角孙，上齿龋取之。针刺四十四。齿者，骨之所终也。气味三。

颈肩部

项颈：督脉之别上项。经络五。督脉还出别下项。经络二十七。足太阳下项。足少阴循颈。手太阳循颈。手少阳上项。足厥阴循喉咙之后，上入颃颡。俱经络二。足太阳从膂上出于项。足少阴系舌本，复出于项。俱经络三。足阳明之别，上头项。经络五。颈中央之脉，督脉也。经络十。足少阴之筋，挟膂上至项。手太阳之筋，其支者循颈，出走太阳之前。手阳明筋直者，从肩髃上颈。俱经络四。冲脉上者出于颃颡。针刺二十。肌肉之精为约束，裹撷筋骨血气之精，而与脉并为系，后出于项中。疾病八十一。

肩：足太阳循肩髆内，下贯胛。足少阳至肩上。手太阳绕肩胛，交肩上。手阳明上肩，出髃骨之前廉。手少阳循臑外上肩。俱经络二。手太阳之别，络肩髃。手阳明之别，上乘肩髃。俱经络五。足太阳之筋，支者结于肩髃。

手阳明之筋，结于髃；其支者，绕肩胛。手太阴之筋，结肩前髃。俱经络四。督脉之别，当肩胛左右走太阳。经络五。督脉循肩髆。经络二十七。

缺盆：足阳明入缺盆。足少阳入缺盆。手太阳入缺盆。手阳明出入缺盆。手少阳出入缺盆。俱经络二。足太阳之筋，上出缺盆。足阳明之筋，至缺盆而结。足少阳之筋，结于缺盆。俱经络四。手太阴上出缺盆。经络三。五脏六腑，心为之主，缺盆为之道。脏象二十九。

胸腹部

胸：足少阳下胸中。足少阴注胸中。手厥阴起胸中。俱经络二。手少阳之别，注胸中。脾之大络布胸。俱经络五。手心主之正，别下渊腋三寸，入胸中。经络三。足太阴之筋，散于胸中。手太阴之筋，下结胸里。手少阴之筋，结下胸中。手厥阴之筋，入腋散胸中。俱经络四。冲脉夹脐上行，至胸中而散。经络二十七。跷脉上循胸里。经络二十八。

膻中：手少阳布膻中。经络二。足厥阴络于膻中。经络三十。膻中者，心主之宫城也。疾病五十六。

膈：手太阳下膈。手少阳下膈。手厥阴下膈。足少阳贯膈。足太阴上膈。足厥阴上贯膈。足阳明下膈。足少阴从肾，上贯肝膈。俱经络二。

乳：足阳明下乳内廉。经络二。手阳明之正，从手循膺乳。经络三。足少阳之筋，系于膺乳。手少阴之筋，交太阴，夹乳里。俱经络四。胃之大络，名曰虚里，出左乳下。脉色十一。

鸠尾：任脉之别，下鸠尾。经络五。

腹：足阳明之正，入于腹里。经络三。足阳明之筋上腹而布。经络四。足太阴上入腹。足厥阴抵小腹。俱经络二。任脉之别，散于腹。经络五。任脉者，循腹里。经络二十七。小腹脐下三结交者，阳明太阴也。针刺五十三。

脐：足阳明下夹脐。经络二。足太阴之筋，结于脐。手少阴之筋，下系于脐。俱经络四。冲脉者，起于气街，并足少阴之经，夹脐上行，至胸中而散。督脉少腹直上者，贯脐中央。俱经络二十七。

背部

背脊：西方白色，入通于肺，故病在背。脏象四。足太阳夹脊。足少阴贯脊。俱经络二。足阳明之筋，上循胁属脊。足太阴之筋，内者着于脊。足少阴之筋，循脊内。手阳明之筋，支者夹脊。俱经络四。督脉贯脊。经络二十七。背者，胸中之府。疾病九十。邪在小肠者，属于脊。针刺四十七。

膂：足太阳入循膂。经络二。足少阴之筋，夹膂上项。经络四。督脉之别，夹膂贯膂。经络五。

腰：足太阳抵腰中。经络二。足少阴之别，贯腰。经络五。督脉夹脊抵腰中。经络二十七。腰者肾之府。疾病九十一。

胁肋部

腋：足少阳直者下腋。手太阴横出腋下。手少阴下出腋下。手厥阴上抵腋下。俱*经络二*。手太阳之正，入腋走心。手少阴之正，别入渊腋两筋之间。手心主之正，别下渊腋三寸，入胸中。手太阴之正，别入渊腋少阴之前，入走肺。俱*经络三*。足太阳之筋，支者从腋后外廉，入腋下。足少阳之筋，其直者上走腋前廉。手太阳之筋，入结于腋下。俱*经络四*。脾之大络名大包，出渊腋下三寸。*经络五*。上焦布胸中走腋。*经络十三*。

胁：足少阳循胁里，直者过季胁；手厥阴出胁；足厥阴布胁肋。俱*经络二*。足阳明之筋，上循胁；手太阴之筋，下抵季胁；手厥阴之筋，前后夹胁俱*经络四*。脾之大络布胁。*经络五*。

肋：足太阴之筋，循腹里，结于肋。*经络四*。

四肢部

四肢：四肢皆禀气于胃，而不得至经，必因于脾，乃得禀也。*疾病十三*。四肢者，诸阳之本也。*疾病十二*。

手大指：手太阴出手大指端。*经络二*。

手食指：手太阴支者，直出次指内廉，出其端。手阳明起大指次指端。俱*经络二*。

手中指：手厥阴循中指出其端。*经络二*。

手名指：手厥阴支者，循小指次指出其端。手少阳起手小指次指之端。俱*经络二*。

手小指：手太阳起小指之端。手少阴循小指之内出其端。俱经络二。

手掌：手太阴之别，直入掌中。经络五。手少阴抵掌后锐骨之端，入掌内后廉。手厥阴入掌中。俱经络二。

手腕：手太阴从腕后。手太阳循手外侧上腕。手少阳循手表。俱经络二。手太阳之筋结于腕。手少阳之筋，结于腕。手阳明之筋，结于腕。俱经络四。手太阴之别，名列缺，起腕上。手少阴之别，名通里，去腕寸半，别而上行。手心主之别，名内关，去腕二寸，出两筋间。手太阳之别，名支正，上腕五寸，内注少阴。手阳明之别，名偏历，去腕三寸，入太阴。手少阳之别，名外关，去腕二寸，外绕臂。俱经络五。

合谷：手阳明出合谷两骨间。经络二。

寸口：手太阴之筋，循大指上行，结于鱼后，行寸口外侧。经络四。

手踝：手太阳循手外侧，出踝中。经络二。

肘：手太阳出肘内侧两筋之间。手阳明入肘外廉。手少阳上贯肘。手太阴行心主之前，下肘中。手少阴下肘内。俱经络二。手太阳之筋，结于肘内锐骨之后，弹之应小指之上。手厥阴之筋，与太阴并行，结于肘内廉。俱经络四。

臂：手太阳循臂骨下廉。手阳明循臂上廉。手少阳出臂外两骨之间。手太阴循臂内。手少阴循臂内后廉。手厥阴下臂行两筋之间。俱经络二。手厥阴之筋，上臂阴；其支者，结于臂。经络四。

臑：手太阳上循臑外后廉。手阳明上臑外前廉。手少阳循臑外。手太阴下循臑内。手少阴下循臑内后廉。手厥阴循臑内，行太阴少阴之间。俱经络二。

足：阳气起于足五趾之表，阴脉者集于足下而聚于足心，阴气起于五趾之里，集下膝下而聚于膝上。疾病三十四。

足大趾：足太阴起大趾之端，循内侧。足阳明支者，入大趾，出其端。足少阳支者，别跗上，入大趾之间，出其端，还贯爪甲，出三毛。足厥阴起大趾丛毛之际。俱经络二。手少阳三焦下俞，在于足大趾之前，少阳之后。经络十六。冲脉入足大趾。经络十三。

足中趾：足阳明入中趾内间；其支者，入外间。经络二。足阳明之筋，起于中三趾。经络四。

足名趾：足少阳入小趾次趾之间。经络二。足少阳之筋，起于小趾次趾。经络四。

足小趾：足太阳循京骨，至小趾外侧。足少阴之脉，起于小趾之下，斜走足心。俱经络二。足太阳之筋，起于足小趾。经络四。

足心：足少阴斜走足心。经络二。冲脉入足下。经络十三。

足本节：足太阴之别，名公孙，去本节后一寸，走阳明。经络五。

足跗：足阳明下足跗。足少阳循足跗上。足厥阴循足跗上廉。俱经络二。足阳明之筋，结于跗上。经络四。冲脉别者，出跗属上下。经络十三。

足跟：足太阳之筋，上循跟。经络四。足少阴循内踝之后，别入跟中。经络二。

踵：足太阳之筋，循足外踝，结于踵。足少阴并足太阴之筋，结于踵。俱经络四。

内踝：足太阴上内踝前廉。足厥阴上踝八寸，交出太阴之后。俱经络二。足太阴之筋，上结于内踝。足厥阴之筋，上结于内踝之前。足少阴之筋，并足太阴之筋，斜走内踝之下。俱经络四。足少阴之别，名大钟，当踝后，绕跟走太阳。足厥阴之别，名蠡沟，去内踝五寸，走少阳。俱经络五。冲脉并少阴之经，下入内踝之后。经络十三。跷脉上内踝之上。经络二十八。

外踝：足太阳出外踝之后。足少阳下出外踝之前。俱经络二。足太阳之筋，上结于踝。足少阳之筋，上结外踝。俱经络四。足太阳之别，名飞阳，去踝七寸，别走少阴。足少阳之别，名光明，去踝五寸，走厥阴。足阳明之别，名丰隆，去踝八寸，走太阴。俱经络五。

足胫：足阳明循胫外廉。足太阴循胫骨后。俱经络二。足厥阴之别，循胫。经络五。足少阳之筋，上循胫外廉。经络四。冲脉循胫骨内廉，温足胫。经络十三。冲脉下者，伏行骭骨内。针刺二十。

腨：足太阳下贯腨内。足少阴上腨内。俱经络二。足太阳之筋，别者结于腨外。经络四。三焦下俞上踝五寸，别入贯腨肠。经络十六。

膝：足阳明下膝膑中。足太阴上膝股内前廉。足少阳出膝外廉。俱经络二。足太阳之筋，自外踝斜上结于膝。足阳明之筋，上结于膝外廉。俱经络四。膝者，筋之府。疾病九十一。

辅骨：足少阳下外辅骨之前。经络二。足阳明之筋，其支者结于外辅骨，合少阳。足太阴之筋，直者络于膝内辅骨。足少阴之筋，与太阳之筋合而上结于内辅之下。足少阳之筋，支者别起外辅骨。足厥阴之筋，上结内辅之下。俱经络四。

腘中：足太阳从后廉下合腘中。足少阴出腘内廉。足厥阴上腘内廉。俱经络二。足太阳之正，别入于腘中。经络三。足太阳之筋，结于腘。经络四。三焦下俞，出腘中外廉。经络十六。冲脉邪入腘中。经络十三。

上廉下廉：足阳明，下三里三寸为巨虚上廉，复下上廉三寸为巨虚下廉。大肠属上，小肠属下，足阳明胃脉也。经络十六。大肠合于巨虚上廉，小肠合于巨虚下廉。针刺二十四。

伏兔：足阳明之筋，直者上循伏兔。足少阳之筋，前者结于伏兔之上。俱经络四。

股：足少阴上股内后廉。足厥阴循股阴。俱经络二。足太阴之筋，上循阴股。足少阴并足太阴之筋，而上循阴股。俱经络四。冲脉循阴股内廉。经络十三。

髀：足太阳过髀枢，循髀外。足少阳横入髀厌中，以下循髀阳。俱经络二。足阳明之正上至髀。足太阴之正，上至髀。足少阳之正，绕髀。俱经络三。足少阳之筋，其支者上走髀。足阳明之筋，结于髀枢；其直者，上结于髀。足太阴之筋上结于髀枢，其直者上结于髀。足太阴之筋，上结于髀。俱经络四。

节：诸筋者，皆属节。经络二十一。

溪：北方黑色，入通于肾，故病在溪。脏象四。

四末：四末阴阳之会者，此气之大络也。经络十三。阳受气于四末。针刺二十八。

四街：四街者，气之径路也。经络十三。

皮毛肌肉部

皮毛：西方生燥，在体为皮毛。脏象五。肺者气之本，其华在毛，其充在皮。脏象二。肺之合皮也，其荣毛也。脏象八。审平之纪，其养皮毛。运气十三。肺合大肠，大肠者，皮其应。肾合三焦膀胱，三焦膀胱者，腠理毫毛其应。俱脏象二十八。

发：肾者主蛰封藏之本，其华在发。脏象二。肾之合骨也，其荣发也。脏象八。

肌：三焦膀胱者，仓廪之本，其华在唇四白，其充在肌。脏象二。

肉：脾之合肉也。脏象八。中央生湿，在体为肉。脏象五。各化之纪，其养肉。运气十三。脾合胃，胃者肉其应。脏象二十八。

筋骨血脉部

筋爪：东方生风，在体为筋。脏象五。敷和之纪，其养筋。运气十三。足厥阴络诸筋。经络四。肝之合筋也，其荣爪也。脏象八。肝者罢极之本，其华在爪，其充在筋。脏象二。肝合胆，胆者筋其应。脏象二十八。筋者聚于阴器，而脉络于舌本。疾病九十五。

骨：北方生寒，在体为骨。脏象五。肾者主蛰封藏之本，其充在骨。脏象二。肾之合骨也。脏象八。静顺之纪，其养在骨髓。运气十三。骨者，髓之府。疾病类九十一。

血脉：心者生之本，其充在血脉。脏象二。心之合脉也。脏象八。南方生热，在体为脉。脏象五。升明之纪，其养血。运气十三。心合小肠，小肠者脉其应。脏象二十八。

脏腑部

肺：审平、从革、坚成之纪，其脏肺。运气十三。手太阴属肺。手阳明络肺。手少阴上肺。足少阴直者，入肺中。足厥阴上注肺。俱经络二。诸气者皆属于肺。经络二十一。肺者气之本。脏象二。脾气散精，上归于肺。脏象十二。

大肠：手阳明属大肠。手太阴下络大肠。俱经络二。足太阴之别者，入络肠胃。经络五。

胃：足阳明属胃。足太阴络胃。手太阳抵胃。足厥阴挟胃。手太阴循胃口。俱经络二。手太阴之筋，散贯贲。经络四。大肠小肠，皆属于胃。经络十六。足太阴脉，贯胃属脾。疾病十三。

脾：备化、卑监、敦阜之纪，其脏脾。运气十三。足太阴属脾。足阳明络脾。俱经络二。

心：升明、伏明、赫曦之纪，其脏心。运气十三。手少阴起心中，出属心系。手太阳络心。足太阴支者，注心中。足少阴支者，络心。俱经络二。足太阳之正，其一道下尻五寸，循膂，当心入散。足少阳之正，贯心。足阳明之正，上通于心。俱经络三。手心主之别，络心系。经络五。督脉上贯心。经络二十七。足太阳背俞，注于心。疾病六十六。诸血者皆属于心。经络二十一。

小肠：手太阳属小肠。手少阴络小肠。俱经络二。足太阴之别者，入络肠胃。经络五。

膀胱：足太阳属膀胱。足少阴络膀胱。俱经络二。三焦下俞，并太阳之正，入络膀胱，约下焦。经络十六。三焦合入于委阳。针刺二十四。

肾：静顺、涸流、流衍之纪，其脏肾。运气十三。足少阴属肾。足太阳络肾。俱经络二。足少阴之正，别走太阳而合，上至肾。经络三。肾合三焦、膀胱。脏象二十八。

冲脉者，十二经之海也，与少阴之大络，起于肾下。经络十三。冲脉下者，注少阴之大络。针刺二十。胞络者，系于肾。疾病六十二。

心包络：手厥阴属心包络。手少阳散络心包。俱经络二。足少阴之别者，上走心包。经络五。

三焦：手少阳属三焦。手厥阴络三焦。俱经络二。三焦下俞，在于足大趾之前，少阳之后，出于腘中外廉，名曰委阳，是太阳络也，手少阳经也。三焦者，足少阳太阳之所将，太阳之别也。经络十六。手太阴之脉，起中焦。经络二。

胆：足少阳属胆。足厥阴络胆。俱经络二。

肝：敷和、委和、发生之纪，其脏肝。运气十三。足厥阴属肝。足少阳络肝。足少阴上贯肝膈。俱经络二。足少阳别者，散之上肝。经络三。

前后阴部

二阴：北方黑色，入通于肾，开窍于二阴。脏象四。静顺之纪，其主二阴。运气十三。

阴器：足厥阴过阴器。经络二。足厥阴脉，循阴器而络于肝。疾病三十九。足阳明之筋，聚于阴器。足太阴之筋，直者聚于阴器。足少阴之筋，并太阴而上结于阴器。足厥阴之筋，结于阴器。俱经络四。足厥阴之别者，循胫上睾，结于茎。经络五。任脉者起于中极之下，以上毛际。督脉起于少腹以下骨中央，女子入系廷孔，其络循阴器，合篡间，绕篡后；其男子循茎，下至篡，与女子等。俱经络二十七。跷脉循阴股入阴。经络二十八。前阴者，宗筋之所聚，太阴阳明之所合也。疾病三十四。冲脉者，经脉之海也，主渗灌溪谷，与阳明合于宗筋，阴阳总宗筋之会，会于气街，而阳明为之长。疾病七十一。

毛际：足厥阴入毛中。足少阳出气街，绕毛际。俱经络二。足少阳之正，入毛际，合于厥阴。经络三。

睾：足厥阴别者，上睾。经络五。邪在小肠者，连睾系。针刺四十七。

臀：足太阳贯臀。经络二。足太阳之筋，上结于臀。经络四。督脉别绕臀。经络二十七。

肛：足太阳之正，下尻五寸，别入于肛。经络三。

尻：足少阳之筋，后者结于尻。经络四。

六卷　经络四

（明）张景岳著

手太阴肺经穴以下总歌治法全附。

肺经穴歌

手太阴经十一穴，中府云门天府列。

侠白尺泽孔最存，列缺经渠太渊涉。

鱼际直出大指端，内侧少商如韭叶。

中府一名膺中俞：在云门下一寸，去任脉中行六寸，乳上三肋间，陷中动脉应手，抑而取之。肺之募也。募，结募也，为经气之所聚。他仿此。手足太阴之会。刺三分，留五呼，灸三壮、五壮。《埤雅》云："壮者，言以壮人为法也。"

主治：肺急胸满，喘逆善噎，食不下，肺胆寒热，咳呕脓血，肺风面肿，汗出肩息背痛，涕浊喉痹，少气不得卧，飞尸遁注，瘿瘤。此穴主泻胸中之热，其治多与大杼、缺盆、风府同。

《千金》云：“身体烦热，刺中府。”又云：“上气咳逆短气，气满食不下，灸五十壮。”

《百证赋》云：“同意舍，能治胸满哽噎。”

云门：在巨骨下，夹气户旁二寸，去中行六寸，陷中动脉应手，举臂取之。刺三分，灸五针。《甲乙经》云：“刺太深令人逆息。”《千金》云：“灸五十壮。”

主治：伤寒，四肢热不已，咳逆短气，上冲心胸，胁肋烦满彻痛，喉痹瘿气，臂不得举。此穴主泻四肢之热，其治与肩髃、委中、腰俞大同。

《千金》云：“病瘿上气胸满，受百壮。”

天府：在臂臑内廉，腋下三寸，动脉陷中，以鼻取之。刺四分，留三呼，禁灸，灸之令人气逆。

主治：暴痹内逆，肝邪相搏，猝中恶风邪气，血溢口鼻，飞尸鬼注，恶语悲泣，善忘喘息，不得安卧，痎疟寒热，目眩瘿气。

《千金翼》云：“身重嗜卧不自觉，灸五十壮，刺三分补之。”又“病瘿恶气，灸五十壮”。

《百证赋》云：“兼合谷，可追鼻中衄血。”

侠白：在天府下，去肘上五寸动脉中。手太阴之别。刺四分，留三呼，灸五壮。

主治：心痛气短，干呕烦满。

尺泽：在肘中约纹上，屈肘横纹，筋骨罅中动脉。手太阴所入为合，肺实泻之。刺三分，留三呼，灸三壮、五壮。甄权云："臂屈伸横纹间筋骨罅中，不宜灸。"

主治：呕吐上气，喉痹鼓颔，心烦身痛不得汗，舌干咳唾脓血，心痛气短，肺积息贲，痎疟汗出，中风肩背痛，洒淅寒热，风痹肘挛，四肢肿痛不得举，肋痛腹胀，小便数，尿色变，遗失无度，面白善嚏，悲愁不乐，及小儿慢惊风，可灸一壮。

《千金翼》云："邪病四肢重痛诸杂候，尺泽主之，一名鬼堂。"又"治呕吐上气，灸三壮，七壮"。又"治气短不语，灸百壮"。

《玉龙赋》云："理筋急。"又云："兼曲池，疗肘臂挛痛。"

《灵光赋》云："吐血定喘，须补此穴。"

《席弘赋》云："治五般肘痛，又须针清冷渊以收功。"

孔最：在腕上七寸陷中。手太阴之郄。刺三分，留三呼，灸五壮。

主治：热病汗不出，灸三壮即汗出，及咳逆，肘臂痛，屈伸难，吐血失音，头疼咽痛。

列缺：在腕后侧上一寸五分。滑氏曰："以手交叉，当食指末筋骨罅中是穴。"此手太阴之络，从腕后别走阳明，直出食指内廉出其端。凡人有反关脉者，寸、关、尺三部正脉不现，而现于列缺、阳溪，此经脉虚而络脉满。《千金翼》谓"阳脉逆，反大于寸口三倍者是也"。刺二分，留三呼，灸三壮。慎酒面生冷等物。

主治：偏风口眼㖞斜，手肘痛无力，半身不遂，口噤不开，痎疟寒热，烦躁咳嗽，喉痹呕沫纵唇，健忘惊痫善笑，妄言妄见，面目四肢痛肿，小便热痛，实则肩背暴肿汗出，虚则肩背寒栗，少气不足以息，四肢厥逆，瘈疭尸厥，若患偏风灸至百壮，若患腕劳灸七七壮甚妙。

《千金》云："男子阴中疼痛，尿血精出，灸五十壮。"

《玉龙赋》云："兼太渊，治咳嗽风痰。"

《拦江赋》云："头部痛须寻之，痰涎壅塞咽干宜此。"

《席弘赋》云："气刺两乳求太渊，未应须泻此穴。偏正头疼求此，又须重泻太渊，无不应。"

《通玄赋》云："堪治咳嗽寒痰。"

《四总穴》云："头项须寻列缺。"

《千金十一穴》云："后溪并列缺，治胸项有痛。"

马丹阳《天星十二穴》云："此穴善疗偏头患，遍身风痹麻，痰涎频上壅，口噤不开牙，若能明补泻，应手疾如拿。"

经渠：在寸口陷中。手太阴所行为经。刺三分，留三呼。禁灸，灸则伤人神明。

主治：痎疟寒热，胸背拘急膨胀，喉痹咳逆，上气数欠，伤寒热病汗不出，心痛呕吐。

《百证赋》云："兼大都，治热病汗不出。"

太渊：在手掌后陷中。手太阴所注为输，即原也。脉会太渊，每日平旦寅时，脉从此始，故《一难》曰："寸口者，脉之大会。"刺二分，留二呼，灸三壮。

主治：胸痹气逆，咳嗽呕哕，饮水肺胀，喘息不休，噫气咳血，心痛咽干，烦躁狂言，不得卧，目痛生翳赤筋，口僻，缺盆痛，肩背痛引臂髆，尿色变，遗矢无度。

《神农经》曰："治牙疼，手腕无力疼痛，可灸七壮。"

《玉龙赋》云："兼列缺，治咳嗽风痰。"

《席弘赋》云："气刺两乳求太渊，未应之时针列缺。"又云："偏正头疼寻列缺，重泻太渊无不应。"又云："五般肘痛寻尺泽，太渊针后却收功。"

鱼际：在手大指本节后，内侧陷中。又云散脉中白肉际。手太阴所溜为荥。刺二分，留三呼，灸三壮。

主治：酒病，身热恶风寒，虚热，舌上黄，头痛咳哕，伤寒汗不出，痹走胸背痛不得息，目眩烦心。少气寒栗，喉咽干燥，呕血唾血，心痹悲恐，腹痛食不下，乳痛，肢满肘挛，尿出，及疟方欲寒，刺手足太阴阳明出血。

《席弘赋》云："此穴兼承山、昆仑、治转筋目眩。"

《百证赋》云："兼液门，能治喉痛。"

一传此穴兼经渠、通里，可治汗不出者，便得淋漓，更兼三间、三里，便得汗至遍身。

一传齿痛不能食饮，左患灸左，右患灸右，男三女四。

少商：在手大指内侧端，去爪甲角如韭叶，白肉际宛宛中。手太阴所出为井。刺一分，留三呼五吸，宜用三棱针刺，微出血，泻诸脏之热，不宜灸。《甲乙经》云："灸一壮。"一云三壮，忌生冷。

主治：项肿喉痹，烦心呕哕，心下满，汗出咳逆，疟疾振寒，腹胀肠满，雀目不明，唇干唾沫引饮，食不下，寒栗鼓颔，手挛指痛，小儿乳蛾。唐刺史成君绰忽项肿如升，喉闭水粒不下，甄权以三棱针刺之，微出血，立愈。

《乾坤生意》云："此为十井穴，凡初中风，猝暴昏沉，痰涎壅盛，不省人事，牙关紧闭，药水不下，急以三棱针刺此穴及少冲、中冲、关冲、少泽、商阳，使血气流行，乃起死回生急救之妙穴。"

《太乙歌》云："男子疝癖取少商。"

《百证赋》云："兼曲泽，治血虚口干。"

《天星秘诀》云："专治指痛挛急。"

手阳明大肠经穴

大肠经穴歌

手阳明穴起商阳，二间三间合谷藏。

阳溪偏历历温溜，下廉上廉三里长。

曲池肘髎迎五里，臂臑肩髃巨骨起。

天鼎扶突接禾髎，终以迎香二十止。

商阳一名绝阳：在手食指内侧，去爪甲角如韭叶。手阳明所出为井。刺一分，留一呼，灸三壮。

主治：胸中气满喘咳，热病汗不出，耳鸣耳聋，寒热痰疟，口干颐肿，齿痛目盲，恶寒，肩背肢臂肿痛相引缺盆中痛，灸三壮，左取右，右取左，如食顷立已。

《百证赋》云："兼太溪，治寒疟有验。"

《乾坤生意》云："此为十井穴，凡初中风跌倒，猝暴昏沉，痰盛不省人事，牙关紧闭，药水不下，急以三棱针刺此穴及少商、中冲、少冲，使血气流通，乃急救回生之妙穴。"

二间一名间谷：在食指本节前内侧陷中。手阳明所溜为荥。刺三分，留六呼，灸三壮。

主治：颔肿喉痹，肩背臑痛，鼽衄齿痛，目黄口干，口眼㖞斜，饮食不通，振寒伤寒水结。

《玉龙赋》云："治牙疼妙。"

《席弘赋》云："兼阳溪，治牙疼腰痛咽痹。"

《百证赋》云："兼阴郄，能疏通寒栗恶寒。"

《通玄赋》云："治目昏不见。"

《天星秘诀》云："兼三里，治牙疼、头痛、喉痹"。

三间一名少谷：在食指本节后，内侧陷中。手阳明所注为输。刺三分，留三呼，灸二壮。

主治：鼽衄热病，喉痹咽中如梗，下齿龋痛，嗜卧，胸腹满，肠鸣洞泄，寒热疟，唇焦口干，气喘，目眦痛，善惊，寒热结水多唾。

类经图翼

《席弘赋》云："兼肾俞，善除背痛风劳。"

《百证赋》云："兼攒竹，治目中之漠漠。"

《捷经》云："治身热气喘，口干目急。"

合谷一名虎口：在手大指次指岐骨间陷中。手阳明所过为原。刺三分，留六呼，灸三壮。

主治：伤寒大渴，脉浮在表，发热恶寒，头痛脊强，风疹，寒热疟，热病汗不出，偏正头痛，面肿目翳，唇吻不收，喑不能言，口噤不开，腰脊引痛痿躄，小儿乳蛾。一云：能下死胎，妇人妊娠，补合谷即堕胎。《千金》云："产后脉绝不还，刺合谷入三分，急补之。"

《神农经》："治鼻衄目痛不明，牙疼喉痹疥疮，可灸三壮至七壮。"

《拦江赋》云："伤寒无汗，泻合谷，补复溜；若汗多不止，便补合谷，泻复溜，神效。"

《席弘赋》云："兼太冲，治手连肩脊痛难忍。"又兼曲池，治两手不如意。"又云："睛明治眼若未效，合谷、光明不可缺。"又云："冷嗽先宜补合谷，又须针泻三阴交。"

《百证赋》云："兼天府，治鼻衄。"

《天星秘诀》云："兼三阴交，治脾病血气。"又云："兼内庭，治寒疟面肿及肠鸣。"

《四总穴》云："面口合谷收。"

《千金十一穴》云："曲池兼合谷，可彻头痛。"

马丹阳《天星十二穴》云："头痛并面肿，疟病热还寒，体热身汗出，目暗视茫然，齿龋鼻衄血，口噤不开言，针入五分深，能令病自安。"

阳溪一名中魁：在手腕中上侧，两筋间陷中。手阳明所行为经。刺三分，留七呼，灸三壮。

主治：狂言喜笑见鬼，热病烦心，掌中热，汗不出，目赤烂翳，厥逆头痛，胸满不得息，寒热疟疾呕沫，喉痹耳鸣齿痛，惊掣肘臂不举，痂疥。

《席弘赋》云："兼二间，治牙疼腰痛喉痹。"

《百证赋》云："兼解溪，治惊悸怔忡。"又云："兼肩髃，能消瘾风之热极。"

偏历：在手腕后三寸。手阳明络，别走太阴。刺三分，留七呼，灸三壮。

主治：疟疾寒热，癫疾多言，目视䀮䀮，耳鸣喉痹。口喎咽干，鼻衄齿痛，汗不出。

《标幽赋》云："刺偏历，利小便，治大人水蛊。"

温溜一名逆注，一名蛇头：在手腕后，小士五寸，大士六寸。大士小士，谓大人小儿也。《明堂》云："腕后五寸、六寸间。"手阳明郄。刺三分，灸三壮。

主治：伤寒哕逆，噎隔气闭，寒热头痛，喜笑狂言见鬼，吐沫，口舌肿痛，喉痹面虚肿，肠鸣腹痛，四肢肿痛，肩不得举。

《百证赋》云："兼期门，治伤寒项强。"

下廉：在曲池下四寸，辅骨下，去上廉一寸，辅兑肉其分外斜。刺五分，留五呼，灸三壮。

主治：劳瘵狂言，头风痹痛，飧泄，小腹满，小便血，小肠气，面无颜色，痃癖腹痛不可忍，食不化，气喘涎出，乳痈。此穴主泻胃中之热，与气冲、三里、巨虚上廉治同。

上廉：在三里下一寸，曲池下三寸，其分独抵阳明之会外斜。刺五分，灸五壮。

主治：脑风头痛，胸痛喘息，半身不遂，肠鸣小便涩，大肠气滞，手足不仁。此穴主泻胃中之热，与气冲、三里、巨虚下廉治同。

三里一名手三里：在曲池下二寸，兑肉之端，按之肉起。刺三分，灸三壮。

主治：中风口僻，手足不随，五劳虚乏羸瘦，霍乱遗失，失音，齿痛颊肿，瘰疬，手痹不仁。

《席弘赋》云："此穴治腰背痛，连脐不休，下针麻重须泻，得气不用留。"又云："手足上下针三里，食癖气块凭此取。"

《百证赋》云："兼少海，治手臂麻顽。"

《通玄赋》云："专治肩背痛。"

曲池：在肘外辅骨，屈肘曲骨之中，以手拱胸取之。手阳明所入为合。刺七分，留七呼，灸三壮，一云百壮。

主治：伤寒振寒，余热不尽，胸中烦满热渴，目眩耳痛，瘰疬喉痹不能言，瘾疹癫疾，绕踝风，手臂红肿，肘中痛，偏风半身不遂，风邪泣出，臂膊痛，筋缓无力，屈伸不便，皮肤干燥痂疥，妇人经脉不通。

《神农经》云："治手肘臂膊疼细无力，半身不遂，发热，胸前烦满，可灸十四壮。"

《玉龙赋》云："兼人中，可治瘰仆；兼尺泽，治肘痛。"

《标幽赋》云："兼肩井、甄权刺臂痛而复射。"

《百证赋》云："远达阳陵，治半身不遂。"又云："兼少冲，治发热验。"

《席弘赋》云："兼合谷，治两手不如意。"

《千金》云："治瘰恶气诸瘾疹，灸随年壮。"又"十三鬼穴，此名鬼臣，若遇百邪癫狂，当于第十二次，下火针"。

《千金十一穴》云："此与合谷可彻头疼。"

秦承祖《明堂》云："主大人小儿遍身风疹痂疥。"

马丹阳《天星十二穴》云："善治肘中痛，偏风手不收，挽弓开不得，臂痪莫梳头，喉痹促欲死，发热更无休，遍身风癣癞，针着即时瘳。"

肘髎：在肘大骨外廉陷中，与天井相并，相去一寸四分。刺三分，灸三壮。

主治：肘节风痹，臂痛不举，麻木不仁，嗜卧。

五里：在肘上三寸，行向里大脉中央。一云在天府下五寸。禁刺，灸三壮，一曰十壮。《玉版篇》曰："迎之五里，中道而止，五至而已，五往而藏之，气尽矣。"《小针解》曰："夺阴者死，言取尺之五里五往者也。"皆谓此穴。

主治：风劳惊恐，吐血咳嗽，嗜卧，肘臂疼痛难动，胀满气逆，寒热瘰疬，目视眈眈，痎疟。

《百证赋》云："兼臂臑，能愈瘰疬。"

臂臑：在肘上七寸，䐃肉端，肩髃下一寸，两筋两骨罅宛宛陷中，平手取之。手阳明络也，络手少阳之臑会，一曰手足太阳阳维之会。刺三分，灸三壮。《明堂》禁刺，灸七壮，一曰灸至百壮。

主治：臂痛无力，寒热瘰疬，颈项拘急。

《千金》云："治瘿气，灸随年壮。"

《百证赋》云："兼五里，能愈瘰疬。"

肩髃一名中肩井，一名偏肩：在膊骨头肩端上，两骨罅陷中，举臂取之有空。手太阳、阳明、阳跷之会。一曰足少阳、阳跷之会。刺六分，留六呼，灸三壮至七七壮，以瘥为度。

主治：中风偏风半身不遂，肩臂筋骨酸痛不能上头，伤寒作热不已，劳气泄精憔悴，四肢热，诸瘿气瘰疬。昔有病风痹，臂痛无力，不能挽弓，甄权于此进针即可射。此穴若灸偏风不遂，自七壮至七七壮止，不可过多，恐致臂细。若风病筋骨无力，久不瘥，当多灸，不畏细也；然灸不如刺。忌酒肉五辛浆水。此穴主泻四肢之热，与云门、委中、腰俞治同。

《千金》云："灸瘿气左右相当，男左十八、右十七壮，女右十八、左十七壮，再三，以瘥止。"

《玉龙赋》云："可疗风湿抟于两肩。"

《天星秘诀》云："手臂挛痛，取肩髃。"

《百证赋》云："兼阳溪，能消瘾风之热极。"

巨骨：在肩尖上行，两叉骨间陷中。手阳明、阳跷之会。刺一寸五分，灸三壮、五壮，一曰禁刺。

主治：惊痫吐血，胸中有瘀血，臂痛不得屈伸。

天鼎：在颈中缺盆上，直扶突后一寸。《甲乙经》曰："直扶突、气舍后一寸五分。"《气府论》注曰："在扶突后半寸。"刺三分，灸三壮。

主治：喉痹嗌肿不得食，暴喑气哽。

《百证赋》云："兼间使，治失音。"

扶突一名水穴：在颈，当曲颊下一寸。《甲乙经》曰："在人迎后一寸五分，仰而取之。"一云气舍后一寸五分。由此上贯颊，入下齿中。刺四分，灸三壮。《甲乙经》曰："刺三分。"

主治：咳嗽多唾，上气喘息，喉中如水鸡，暴喑气破项瘿。

禾髎一名长频：直鼻孔下，夹水沟旁五分。刺三分，灸三壮。

主治：尸厥口不可开，鼻疮息肉，鼻塞衄衄。

《灵光赋》云："刺两鼻衄衄。"

迎香—名冲阳：在禾髎上一寸，鼻孔旁五分。手足阳明之会。刺三分，禁灸。

主治：鼻塞不闻香臭，瘜肉多涕，有疮鼽衄，喘息不利，偏风歪斜，浮肿，风动面痒，状如虫行。

《玉龙赋》云："能消眼热之红。""又攻鼻窒为最。"

《席弘赋》云："耳聋气痞针听会，更泻此穴。"

足阳明胃经穴

胃经穴歌

四十五穴足阳明，承泣四白巨髎经。
地仓大迎登颊车，下关头维对人迎。
水突气舍连缺盆，气户库房屋翳屯。
膺窗乳中下乳根，不容承满出梁门。
关门太乙滑肉起，天枢外陵大巨里。
水道归来达气冲，髀关伏兔走阴市。
梁丘犊鼻足三里，上巨虚连条口底。
下巨虚下有丰隆，解溪冲阳陷谷同。
内庭厉兑阳明穴，大趾次趾之端终。

承泣—名面髎，一名鼷穴：在目下七分，上直瞳子陷中。阳跷、任脉、足阳明三脉之会。刺三分，禁灸，一曰禁不宜针。

主治：冷泪出，瞳子痒，远视䀮䀮，昏夜无见，口眼歪斜。

四白：在目下一寸，直瞳子，向烦骨颧空，正视取之。刺三分，禁灸。《甲乙经》曰："灸七壮。"一曰下针宜慎，若深，即令人目乌色。

主治：头痛目眩，目赤生翳，瞤动流泪，眼弦痒，口眼歪僻不能言。

巨髎：夹鼻孔旁八分，直瞳子。阳跷足阳明之会。由此入上齿中，复出循地仓。刺三分，灸七壮。

主治；瘛疭，唇颊肿痛，口歪目障，青盲无见，远视䀮䀮，面风鼻頞肿，脚气膝经肿痛。

《百证赋》云："兼肾俞，治胸膈停留瘀血。"

地仓一名会维：夹口吻旁四分，外如近下，微有动脉；若久患风，其脉亦有不动者。手足阳明、任脉、阳跷之会。刺三分，留五呼，灸七壮，或二七壮，重者七七壮。病左治右，病右治左。艾炷宜小如粗钗脚，若过大，口反歪，却灸承浆即愈。

主治：偏风口眼歪斜，牙关不开，齿痛颊肿，目不得闭，失音不语，饮食不收，水浆漏落，眼瞤动，远视䀮䀮，昏夜无见。

《灵光赋》云："地仓能止口流涎。"

《玉龙赋》云："兼颊车，疗口歪。"

大迎一名髓孔：在曲颔颌，腮下也。前一寸三分，骨陷中动脉。本经自大迎循颊车，上耳前下关、头维；其支者，从大迎前下人迎。《寒热病篇》曰："臂阳明有入鸠遍齿者，名曰大迎。则此为手足阳明之会。"刺三分，留七呼，灸三壮。

主治：风痉口喑，口噤不开，唇吻瞤动，颊肿牙痛，舌强不能言，目痛不得闭，口㖞数欠，风壅面肿，寒热瘰疬。

《百证赋》云："兼颧髎，治目眩。"

颊车一名机关，一名曲牙：在耳下曲颊端近前陷中，侧卧开口取之。刺三分，灸三壮。一曰灸七壮至七七壮，炷如小麦。

主治：中风牙关不开，失音不语，口眼㖞斜，颊肿牙痛，不可嚼物，颈强不得回顾。凡口眼㖞斜者，㖞则左泻右补，斜则左补右泻。

《灵光赋》云："针齿痛。"

《玉龙赋》云："兼地仓，疗口㖞。"

下关：在客主人下，耳前动脉下廉，合口有空，开口则闭，侧卧闭口取之。足阳明少阳之会。刺三分，留七呼，灸三壮。《本输篇》曰刺之则"欠不能呿"者，此也。耳中有干擿，禁不可灸，一曰不可久留针。擿，一作糙，音摘。

主治：偏风口眼㖞斜，耳鸣耳聋，痛痒出脓，失欠牙关脱臼。

头维：在额角入发际，夹本神旁一寸五分，神庭旁四寸五分。足少阳阳明之会。刺三分，没皮向下，禁灸。

主治：头风疼痛如破，目痛如脱，泪出不明。

《玉龙赋》云："兼攒竹，能治目疼头痛。"

《百证赋》云："兼临泣，可治泪出。"

人迎一名天五会：在颈下夹结喉旁一寸五分，大动脉应手，仰而取之。足阳明少阳之会。《甲乙经》曰："夹结喉，以候五脏气。"禁灸。《气府论》注曰："刺可入四分，过深杀人。"

主治：吐逆霍乱，胸满喘呼不得息，项气闷肿，食不下，针入四分。

《天星秘诀》云："耳鸣腰痛先此，后耳门及三里。"

水突一名水门：在颈大筋前，直人迎下，夹气舍上，内贴气喉。刺三分，灸三壮。

主治：咳逆上气，咽喉痛肿，短气喘息不得卧。

气舍：在颈，直人迎下，夹天突陷者中，贴骨尖上有缺。刺三分，灸五壮。

主治：咳逆上气，肩肿项强不能回顾，喉痹哽咽，食饮不下，瘿瘤。

缺盆一名天盖：在肩上横骨陷者中。为五脏六腑之道。刺三分，留七乎，灸三壮。刺太深令人逆息。孕妇禁针。

主治：喘急息贲，咳嗽，胸满水肿，瘰疬寒热，缺盆中肿外溃，伤寒胸中热不已，喉痹汗出。一曰主泻胸中之热，治与大杼、中府、风府同。

气户：在巨骨下，夹俞府两旁各二寸，去中行四寸陷中，仰而取之。刺三分，灸三壮、五壮。

主治：咳逆上气，胸背痛，支满喘急不得息，不知味。

《席弘赋》云："此穴攻噎，若不愈，兼灸气海。"

《百证赋》云："兼华盖穴，除胁肋痛有验。"

库房：在气户下一寸六分，去中行四寸陷中，仰而取之。刺三分，灸三壮、五壮。

主治：胸胁满，咳逆上气，呼吸不利，唾脓血浊沫。

屋翳：在库房下一寸六分，去中行四寸陷中，仰而取之。刺三分，灸五壮。

主治：咳逆上气，唾脓血浊痰，身肿，皮肤痛不可近衣，淫泺，瘛疭不仁。

《百证赋》云："兼至阴穴，治遍身风痒之疾多。"

膺窗：在屋翳下一寸六分，巨骨下四寸八分，去中行四寸陷中，仰而取之。刺四分，灸五壮。

主治：胸满短气不得卧，肠鸣注泄，乳痈寒热。

乳中：当乳之中。微刺，禁灸。《甲乙经》曰："禁不可刺。"《气府论》注曰："刺灸之生蚀疮，疮中有清汁脓血者可治，疮中有瘜肉若蚀疮者死。"一传胎衣不下，以乳头向下尽处，俱灸之即下。

乳根：在乳中下一寸六分，去中行四寸陷中，仰而取之。刺三分，灸三壮、五壮。

主治：胸下满痛，臂痛乳痛，凄凄寒热，霍乱转筋四厥。

《神农经》云："治胸下满痛，上气喘急，可灸七壮。"

《玉龙赋》云："兼俞府，治气嗽痰哮。"

《捷经》云："治忧噎。"

华佗《明堂》云："主膈气不下，食噎病。"

《千金》云："治翻胃吐食上气，灸两乳下各一寸，以瘥为度。"

《居家必用》云："灸咳逆，凡久病得咳逆，最为恶候。其法于乳下一指许，正与乳相间陷中，女人即屈乳头度之，乳头齐处是穴，艾炷如小豆许，灸三壮，男左女右，火到肌即瘥，不瘥则不可治。"

不容：在第四肋端，幽门旁一寸五分，去中行二寸，对巨阙。《甲乙经》曰："去任脉二寸，至两肋端，相去四寸。"

【按】《甲乙经》曰："腹自不容以下至气冲二十四穴，夹幽门两旁各一寸五分，诸书皆同。及考幽门则只去中行五分，是不容以下诸穴，当去中行二寸，而诸云三寸者非，今悉改为二寸。刺五分，灸五壮。"

主治：腹满痃癖，胸背肩胁引痛，心痛唾血，喘嗽呕吐痰癖，腹虚鸣不嗜食，疝瘕。

承满：在不容下一寸，去中行二寸，对上脘。刺三分，灸五壮。《甲乙经》作"刺八分"。

主治：腹胀肠鸣，胁下坚痛，上气喘急，食饮不下，肩息隔气唾血。

《千金》云："夹巨阙相去五寸名承满，主肠中雷鸣相逐痢下，灸五十壮。"

梁门：在承满下一寸，去中行二寸，对中脘。刺三分，灸五壮。《甲乙经》作"刺八分"。孕妇禁灸。

主治：胸胁积气，饮食不思，气块疼痛，大肠滑泄，完谷不化，可灸七壮，至二十一壮。

关门：在梁门下一寸，去中行二寸，对建里。刺八分，灸五壮，一云五分，三壮。

主治：积气胀满，肠鸣切痛，泄痢不食，走气夹脐急痛，痎疟振寒，遗尿。

太乙：在关门下一寸，去中行二寸，对下脘。刺八分，灸五壮。一云五分，三壮。

主治：心烦癫狂吐舌。

滑肉门：在太乙下一寸，天枢上一寸，去中行二寸，对水分。刺八分，灸五壮，一云五分，三壮。

主治：癫狂呕逆吐血，重舌舌强。

天枢一名长溪，一名谷门：夹脐旁二寸，去肓俞一寸五分陷中。大肠募也。刺五分，留七呼，灸五壮。《拔萃》云"百壮".《千金》云："魂魄之舍不可针，孕妇不可灸。"

主治：奔豚泄泻，赤白痢水痢不止，食不化，水肿腹胀肠鸣，上气冲胸，不能久立，久积冷气绕脐切痛，时上冲心，烦满呕吐霍乱，寒疟，不嗜食，身黄瘦，女人癥瘕血结成块，漏下月水不调，淋浊带下。

《千金》云："久冷及妇人癥癖，小便不通，肠鸣泻痢，绕脐绞痛，灸百壮，三报之。"又云："吐血腹痛雷鸣，灸百壮。"又云："狂言恍惚，灸百壮。"又云："霍乱先下痢，灸二七壮，不瘥更二七壮，男左女右。"

《标幽赋》云："治虚损。"

《百证赋》云："兼水泉，治月潮违限。"

一传治夹膝疼痛，腹中气块，久泻不止，虚损劳弱，可灸二十一壮。

外陵：在天枢下一寸，去中行二寸，对阴交。刺三分，灸五壮。《甲乙经》作"刺八分"。

主治：腹痛心下如悬，下引脐痛。

大巨一名腋门：在天枢下二寸，去中行二寸，对石门。刺五分，灸五壮。《甲乙经》作"刺八分"。

主治：小腹胀满，烦渴，小便难，㿗疝，四肢不收，惊悸不眠。

水道：在大巨下三寸，去中行二寸。刺一寸五分，灸五壮。一曰刺八分半。

主治：肩背强急酸痛，三焦膀胱肾气热结，大小便不利，疝气偏坠；妇人小腹胀痛引阴中，月经至则腰腹胀痛，胞中瘕，子门寒。

《千金》云："主三焦膀胱肾中热气，灸随年壮。"

《百证赋》云："兼筋缩，专治脊强。"

归来一名溪穴：在水道下二寸，去中行二寸。刺八分，灸五壮，一曰刺二分半。

主治：奔豚九疝，阴丸上缩，入腹引痛，妇人血藏积冷。

气冲一名气街：在归来下，鼠溪上一寸，动脉应手宛宛中，去中行二寸。《骨孔论》王氏注曰："在毛际两旁，鼠溪上一寸脉动处也。"《刺禁论》王氏注曰："气街之中，胆胃脉也，胆之脉循胁里，出气街，绕毛际；胃之脉夹脐，入气街中。"冲脉所起。刺三分，留七呼，灸七壮。《甲乙经》曰："灸之不幸，使人不得息。"一云禁不可针，艾炷如大麦。

主治：逆气上攻，心腹胀满不得正卧，奔豚癫疝，淫泺，大肠中热，身热腹痛，阴肿茎痛；妇人月水不利，小腹痛无子。妊娠子上冲心，产难胞衣不下。一云此穴主泻胃中之热，与三里、巨虚、上下廉同。

《千金》云："治石水，灸然谷、气冲、四满、章门。"

《百证赋》云："兼冲门，治带下产崩。"

东垣曰："主血多诸证，以三棱针刺此穴，出血立愈。"

髀关：在膝上，伏兔后交文中。一云在膝上一尺二寸。刺六分，灸三壮。一云刺三分，禁灸。

主治：腰痛膝寒，足麻木不仁，黄疸、痿痹、股内筋络急，小腹引喉痛。

伏兔：在膝上六寸，起肉间，正跪坐而取之。一云在膝盖上七寸，左右各三指按捺，上有肉起如兔状，因以此名。刺五分，禁灸。《千金》云："狂邪鬼语，灸百壮，亦可五十壮。"

主治：脚气膝冷不得湿，风痹，妇人八部诸疾。

阴市一名阴鼎：在膝上三寸，伏兔下陷中，拜而取之。一云在膝内辅骨后，大筋下，小筋上，屈膝得之。刺三分，留七呼，禁灸。《刺腰痛论》注曰："伏兔下陷者中，灸三壮"，即此。

主治：腰膝寒如注水，痿痹不仁，不得屈伸，寒疝小腹痛满，少气。

《千金》云："水肿大腹，灸随年壮。"

《玉龙赋》云："兼风市，能驱腿足之乏力。"

《通玄赋》云："膝胻痛阴市能医。"

《灵光赋》去："专治两足拘挛。"

《席弘赋》云："心疼手颤少海间，若要除根觅阴市。"

梁丘：在膝上二寸两筋间。足阳明郄。刺三分，灸三壮。

主治：脚膝痛，冷痹不仁，不可屈伸，足寒，大惊，乳肿痛。

《神农经》云："治膝痛屈伸不得，可灸三壮、七壮。"

犊鼻：在膝膑下，胻骨上，骨解大筋陷中，形如牛鼻，故名。一曰在膝头下，近外窟解中。刺六分，灸三壮，一曰刺三分。《刺禁论》曰："刺膝膑，出液为跛。"

故刺此者不可轻也。

主治：膝痛不仁，难跪起，脚气。若膝膑痛肿，溃者不可治，不溃者可疗。若犊鼻坚硬，勿便攻之，先用洗熨而后微刺之愈。

《灵光赋》云："善治风邪湿。"

三里 即下陵，出《本输篇》：在膝眼下三寸，胫骨外廉，大筋内宛宛中，坐而竖膝低跗取之，极重按之，则跗上动脉止矣。足阳明所入为合。刺五分，留七呼，灸三壮。《千金》云："灸二百壮至五百壮。"一云小儿忌灸三里，三十外方可灸，不尔反生疾。秋月不宜出血，恐土虚也。

主治：胃中寒，心腹胀痛，逆气上攻，脏气虚惫，胃气不足，恶闻食臭，腹痛肠鸣，食不化，大便不通，腰痛膝弱不得俯仰，小肠气。此穴主泻胃中之热，与气冲、巨虚、上下廉同。

秦承祖曰："诸病皆治，食气水气，蛊毒痃癖，四肢肿满，膝胻酸痛，目不明。"

华佗云："疗五劳七伤，羸瘦虚乏，瘀血乳痈。"

《外台明堂》云："人年三十以外，若不灸三里，令气上冲目，使眼无光，盖以三里能下气也。"

一传心疼者，灸此穴及承山立愈，以其中有瘀血，故泻此则愈。

《千金》云："三里内庭，治肚腹病妙。"又"身重肿，坐不欲起，风劳脚疼，灸五十壮，刺五分补之"。又"邪病大呼骂走，三里主之，名鬼邪"。

《神农经》云："治心腹胀满，胃气不足，饮食不化，痃癖气块吐血，腹内诸疾，五劳七伤，灸七壮。"

《太乙歌》云："兼束骨，刺治项强肿痛，体重腰瘫。"

《玉龙赋》云："兼绝骨、三阴交，能治连延脚气。"又"治心悸虚烦"。又"兼水分、阴交，蛊胀宜刺。"又"合太冲中封，治行步艰楚"。

《百证赋》云："兼阴交，治中邪霍乱。"

《灵光赋》云："治气上壅。"又"兼阳陵、阴陵、申脉、照海，治脚气及在腰之疾"。

《席弘赋》云："治手足上下疾，亦治食癖气块。"又云："虚喘宜寻三里中。"又"胃中有积，刺璇玑，此穴功亦多"。又"气海专治五淋，又须针三里。"又"治耳内蝉鸣，腰欲折，须兼五会补泻之始妙"。又云："若针肩井须三里，不刺之时气未调"。又"治腰连胯痛"。又"治脚肿脚痛，须兼悬钟、阳陵、阴陵、三阴交、太冲行气，并治指头麻木"。又"腕骨腿疼，泻此穴"。又"兼风府，针度浅深，更寻三里，治膀胱气未散"。

《通玄赋》云："能却五劳之羸瘦。"又云："治冷痹。"

《捷经》云："治食不充肌。"

《天星秘诀》云："耳鸣腰痛先五会，后耳门、三里。"又云："胃停宿食，后寻三里起璇玑。"又云："兼二间，治牙疼、头痛并喉痹。"又云："兼期门，治伤寒过经不出汗。"

《四总穴》云："肚腹三里留。"

马丹阳《天星十二穴》云："能除心胁痛，腹胀胃中寒。肠鸣并泄泻，眼肿膝胫酸。伤寒羸瘦损，气蛊及诸般。年过三旬后，针灸眼光全。"《增治法》云："治五劳七伤，腰痛不举，喉痹，胁间暴痛不得息，咳嗽多痰，足痿足热，腹中瘀血水肿，阴气不足，热病汗不出，喜呕口干，身反折，口噤鼓颔，胃气不足，闻食即吐，泄痢水谷不化，消渴，遗尿，矢气，阳厥恶寒，头眩，小便不利，悉宜针灸。"

上巨虚—名巨虚上廉：在三里下三寸，两筋骨陷中，举足取之。《海论》曰："冲脉者，其输下出于巨虚之上下廉。"巨虚上廉，足阳明与大肠合。上廉属大肠，下廉属小肠，出《本输篇》及《邪气脏腑病形篇》。刺三分，灸三壮。《甲乙经》作"刺八分"，《千金》云："灸以年为壮数。"

主治：脏气不足，偏风脚气，腰腿手足不仁，足胫酸，骨髓冷疼，不能久立，夹脐腹痛，肠中切痛，飧泄食不化，喘息不能行，腹胁支满狂走。

此穴主泻胃中之热，与气冲、三里、下巨虚治同。

条口：在三里下五寸，下廉上一寸，举足取之。刺五分，灸三壮。《甲乙经》云："刺八分。"

主治：足膝麻木，寒酸肿痛，跗肿转筋，湿痹，足下热，足缓不收，不能久立。

《天星秘诀》云："兼冲阳、绝骨，治足缓难行。"

下巨虚一名巨虚下廉：在上廉下三寸，两筋骨陷中，蹲地举足取之。巨虚下廉，足阳明与小肠合，又为冲脉下输。刺三分，灸三壮。一曰刺八分。

主治：胃中热，毛焦肉脱，汗不得出，少气不嗜食，暴惊狂言，喉痹，面无颜色，胸胁痛，飧泄脓血，小肠气，偏风腿瘘，足不履地，热风风湿冷痹，胕肿足跗不收，女子乳痛。此穴主泻胃中之热，与气冲、三里、上巨虚同。

丰隆：在外踝上八寸，下廉胻骨外廉陷中。足阳明络，别走太阴。刺三分，灸三壮。

主治：头痛面肿，喉痹不能言，风逆癫狂，见鬼好笑，厥逆，胸痛如刺，大小便难，怠惰，腿膝酸痛，屈伸不便，腹痛肢肿，足清寒湿。

《太乙歌》云："兼上脘，刺心疼呕吐，伤寒吐蛔。"

《玉龙赋》云："兼肺俞，治痰嗽。"又云："合涌泉、关元，可治尸劳。"

《席弘赋》云："专治妇人心痛。"

《百证赋》云："兼强间，治头痛难禁。"

解溪：在冲阳后一寸五分，足腕上系鞋带处陷中。一曰在足大趾次趾直上跗上，陷者宛宛中。《刺疟论》注曰：

"在冲阳后三寸半。"《气穴论》注曰："二寸半。"《甲乙经》曰："一寸半。"足阳明所行为经。刺五分，留五呼，灸三壮。

主治：风气面浮，头痛目眩生翳，厥气上冲，喘咳腹胀，癫疾烦心，悲泣惊瘛，转筋霍乱，大便下重，股膝胫肿，又泻胃热善饥不食，食即支满腹胀，及疗痃疟寒热，须兼刺厉兑、三里、解溪、商丘出血。

《神农经》云："治腹胀脚腕痛，目眩头疼，可灸七壮。"

《玉龙赋》云："兼商丘、丘墟，堪追脚痛。"

《百证赋》云："兼阳谷，治惊悸怔忡。"

一传腹虚肿及足胫虚肿，灸之效。一传气逆发噎将死，灸之效。

冲阳 一名会原，即仲景所谓趺阳也。在足跗上五寸，高骨间动脉，去陷谷二寸。足阳明所过为原。刺三分，留十呼，灸三壮。《刺禁论》曰："刺跗上中大脉，血出不止死。"即此穴也。

主治：偏风面肿，口眼歪斜，齿龋，伤寒发狂，振寒汗不出，腹坚大，不嗜食，发寒热，足痿跗肿，或胃疟先寒后热，喜见日月光，得火乃快然者，于方热时刺之，出血立寒。

《天星秘诀》云："兼条口绝骨，治足缓难行。"

陷谷： 在足大趾次趾外间，本节后陷中，去内庭二寸。足阳明所注为输。刺五分，留七呼，灸三壮。一曰刺三分。

主治：面目浮肿，及水病善噎，肠鸣腹痛，汗不出，振寒疟疾，疝气小腹痛，或胃脉弦者，泻此则木[①]平而胃气自盛。

《千金》云："治水病，灸随年壮。"

《百证赋》云："兼下脘，能平腹内肠鸣。"

内庭：在足大趾次趾外间陷中。足阳明所溜为荥。刺三分，留十呼，灸三壮。《甲乙经》云："刺二分，留二十呼。"

主治：四肢厥逆，腹满不得息，恶闻人声、振寒、咽痛、口歪、齿龋、鼻衄、瘾疹、赤白痢、疟不嗜食。

一传主疗久疟不愈，并腹胀。

《玉龙赋》云："兼临泣，能理小腹之膜。"

《通玄赋》云："治腹膨，休迟。"

《千金十一穴》云："三里、内庭，治肚腹病妙。"

《捷经》云："治石蛊。"又云："大便不通，宜泻此。"

《天星秘诀》云："兼合谷，治寒疟面肿及肠鸣。"

马丹阳《天星十二穴》云："能治四肢厥，喜静恶闻声，瘾疹咽喉痛，数欠及牙疼，疟疾不思食，耳鸣针便清。"

---

① 木：原文为"水"。陷谷穴五行属木，据文义改。

类经图翼

厉兑：在足大趾次趾端，去爪甲如韭叶。

【按】《本输篇》曰："厉兑者，足大趾内，次趾之端也。"《经脉》《经筋》等篇俱云中趾。《缪刺篇》曰："邪客于足阳明之络，刺足中趾次趾爪甲上各一痏。"据此诸篇之说，可见中趾次趾之间，皆阳明脉气所发也。足阳明所出为井。刺一分，留一呼，灸一壮。

主治：尸厥口噤气绝，状如中恶，心腹满水肿，热病汗不出，寒热疟，不食，面肿喉痹齿龋，恶风鼻不利，多惊发狂好卧，足寒膝膑肿痛。

《百证赋》云："与隐白相谐，治梦魇不宁。"

足太阴脾经穴

脾经穴歌

> 足太阴脾由足拇，隐白先从内侧起。
> 大都太白继公孙，商丘直上三阴坞。
> 漏谷地机阴陵泉，血海箕门冲门前。
> 府舍腹结大横上，腹哀食窦天溪连。
> 胸乡周荣大包尽，二十一穴太阴全。

隐白：在足大趾内侧端，去爪甲角如韭叶。足太阴所出为井。刺一分留三呼，灸三壮。

主治：腹胀喘满不得卧，呕吐食不下，胸中痛，烦热暴泄，衄血，尸厥不识人，足寒不得温，妇人月事过时不止，刺之立愈。小儿客忤惊风。

《百证赋》云："兼厉兑，治梦魇不宁。"

大都：在大趾本节后内侧骨缝，白肉际陷中。足太阴所溜为荥。刺三分，留七呼，灸三壮。

主治：热病汗不出，不得卧，身重骨痛，伤寒手足逆冷，腹满呕吐闷乱，腰痛不可俯仰，四肢肿痛。凡妇人孕不论月数，及生产后未满百日，俱不宜灸。

《千金》云："治大便难，灸随年壮。"又"霍乱下泻不止，灸七壮"。

《席弘赋》云："兼横骨，治气滞腰痛不能立。"

《百证赋》云："兼经渠，治热病汗不出。"

太白：在足大趾后，内侧核骨下，赤白肉际陷中。足太阴所注为输，即原也。刺三分，留七呼，灸三壮。

主治：身热烦满，腹胀食不化，呕吐泻痢脓血，腰痛，大便难，气逆霍乱，腹中切痛，肠鸣，膝股胫酸，转筋身重骨痛。

《玉龙赋》云："治痔漏。"

《通玄赋》云："能宣导于气冲。"

公孙：在足大趾内侧，本节后一寸，内踝前陷中，正坐合足掌相对取之。太阴络，别走阳明。刺四分，留七呼，灸三壮。《甲乙经》曰："留二十呼。"

主治：寒疟不食，痫气好太息，多寒热，汗出喜呕，猝面肿，主烦多饮，胆虚腹虚，水肿腹胀如鼓，脾冷胃痛。

《神农经》云："治腹胀心疼，可灸七壮。"

《席弘赋》云："治肚疼，须兼内关相应。"

《标幽赋》云："脾冷胃疼，泻公孙而立愈。"

《拦江赋》云："兼照海，治伤寒四日太阴经，再行内关施截法。"

《捷经》云："治九种心疼，一切冷气。痰涎隔闷，胸中隐痛。脐腹胀满，气不消化。胁肋下痛，起坐艰难。泄泻不止，里急后重。胸中刺痛，两胁胀满。气攻疼痛，中满不快。翻胃吐食，气隔五噎。饮食不下，胃脘停痰。口吐清水，中脘停食，疼刺不已。呕吐痰涎，眩晕不止。心疟，令人心内怔忡；肝疟，令人气色苍苍，恶寒发热；脾疟，令人怕寒，腹中痛；肺疟，令人心寒惊怕；肾疟，令人洒淅寒热，腰脊强痛。疟疾大热不退，或先寒后热，及先热后寒。疟疾心胸疼痛，疟疾头痛眩晕，吐痰不已。疟疾骨节酸痛，疟疾口渴不已，胃疟令人善饥而不能食，胆疟令人恶寒惊怕，睡卧不安，黄汗疸，四肢俱肿，汗出染衣，黄疸遍身皮肤黄，及面目小便俱黄，谷疸食毕则头眩，心中怫郁，酒疸身目俱黄，心中俱痛，面发赤斑，小便赤黄。女劳疸身目俱黄，发热恶寒，小便不利。"以上凡三十证，先以公孙为主治，然后随证取各穴应之。

商丘：在内踝下微前陷中，前有中封，后有照海，此穴居中，内踝下有横纹如偃口形。足太阴所行为经。刺三分，留七呼，灸三壮。

主治：胃脘痛，腹胀肠鸣，不便，脾虚令人不乐，身寒善太息，心悲气逆，喘呕舌强，脾积痞气，黄疸寒疟，体重肢节痛，怠惰嗜卧，骨疽痔疾，阴股内痛，狐疝走引小腹疼痛，不可俯仰。

《神农经》云："治脾虚腹胀胃脘痛，可灸七壮。"

《玉龙赋》云："兼解溪、丘墟，堪追脚痛。"

《百证赋》云："专治痔漏最良。"

三阴交： 在内踝上除踝三寸，骨下陷中。足三阴之交会。刺三分，留七呼，灸三壮，妊娠不可刺。

主治：脾胃虚弱，心腹胀满，不思饮食，脾病身重，四肢不举，飧泄痢血，疝癖脐下，痛不可忍，中风猝厥，不省人事，膝内廉痛，足痿不行。凡女人产难，月水不禁，赤白带下，先泻后补。小肠疝气，偏坠木肾肿痛，小便不通，浑身浮肿，先补后泻。

《千金》云："内踝上三寸，绝骨宛宛中，灸五十壮，主咳逆、虚劳、寒损、忧恚、筋骨、挛痛。又主心中咳逆、泄注、腹满、喉痹、项颈满、肠痔、逆气、痔血、阴急、鼻衄、骨疽、大小便涩、鼻中干燥、烦满、狂易、走气。凡二十二种病，皆当灸之也。"又云："男女梦与人交泄精，三阴交灸五壮。善梦泄，神良。"又"治霍乱手足逆冷，灸七壮，不瘥更七壮"。又"治劳淋灸百壮，三报之"。又"痔疾刺入三分，亦主大便不利"。又"治气癩水癩卵偏大，上入腹，灸随年壮"。

《玉龙赋》云："兼三里、绝骨，治连延脚气。"

《百证赋》云："兼针气海，专司白浊久遗精。"

《席弘赋》云："冷嗽宜补合谷，却须泻此穴。"又云："脚痛膝肿，针三里，又须兼悬钟、二陵、三阴交、太冲引气，并治指头麻木。"

《天星秘诀》云："兼合谷，治脾病血气。"又云："兼承山，治胸膈痞满，饮食自喜。"

《乾坤生意》云："兼大敦，治小肠疝气。"

昔有宋太子善医术，出逢一妊妇，太子诊之曰："是一女也。"徐文伯亦诊曰："此一男一女也。"太子性急，欲剖视之。文伯曰："臣能针而落之，为泻三阴交，补手阳明合谷。"应针而落，果如文伯之言。故妊娠不可刺此穴，且能落死胎。

漏谷一名太阴络：在内踝上六寸，骨下陷中。刺三分，留七呼，灸三壮。

主治：膝痹脚冷不仁，肠鸣腹胀，痃癖冷气，小腹痛，饮食不为肌肤，小便不利失精。

地机一名脾舍：在膝下五寸，内侧骨下陷中，伸足取之。一曰在别走上一寸，孔在膝下五寸。足太阴郄。刺三分，灸五壮。

主治：腰痛不可俯仰，溏泄腹胀，水肿不嗜食，精不足，小便不利，足痹痛，女子癥瘕。

《百证赋》云："兼血海，治妇人经事之改常。"

阴陵泉：在膝下内辅骨下陷中，伸足取之，或曲膝取之，与少阳经阳陵泉内外相对。一曰稍高一寸。足太阴所入为合。刺五分，留七呼，灸三壮。

主治：腹中寒痛，胀满喘逆不得卧，小便不利，气淋寒热不节，腰痛不可俯仰，霍乱疝瘕，遗尿泄泻，阴痛足膝红肿。

《神农经》云："治小便不通，疝瘕，可灸七壮。"

《千金》云："小便失禁不觉，刺五分，灸随年壮。"又"水肿不得卧，灸百壮"。

《玉龙赋》云："兼阳陵，治膝肿之难消。"

《太乙歌》云："肠中切痛阴陵调。"

《灵光赋》云："治脚气。"

《席弘赋》云："治心胸满，兼承山饮食自思。"又云："脚痛膝肿针三里，又须兼悬钟、二陵、三阴交、太冲行气，并治指头麻木。"

《百证赋》云："兼水分，能去水肿脐盈。"

《通玄赋》云："能开通水道。"

《天星秘诀》云："若是小肠连脐痛，先刺阴陵后涌泉。"

血海一名百虫窠：在膝膑上一寸，内廉白肉际陷中。一云在膝内辅骨上，横入五分。刺五分，灸五壮。

主治：女子崩中漏下，月事不调，带下，逆气腹胀，先补后泻。又主肾脏风，两腿疮痒湿不可当。

《百证赋》云："兼地机，治妇人经常之改常。"又云：

"兼冲门，治痃癖有验。"

《灵光赋》云："兼气海，疗五淋。"

箕门：在鱼腹上，越两筋间阴股内廉，动脉应手。一云股上起筋间。《甲乙经》曰："太阴内市。"刺三分，留六呼，灸三壮。一曰禁刺。

主治：小便不通，遗尿，鼠鼷肿痛。

冲门一名慈宫：上去大横五寸，在府舍下，横骨两端约纹中动脉，去腹中行三寸半。足太阴厥阴之会，刺七分，灸五壮。

主治：中寒积聚，淫泺阴疝，妊娠冲心，难乳。

《百证赋》云："兼气冲，治带下产崩。"又云："兼血海，治痃癖。"

府舍：在腹结下三寸，去腹中行三寸半。足厥阴太阴阴维之会。《甲乙经》曰："此脉上下入腹，络胸，结心肺，从胁上至肩，此太阴郄，三阴阳明支别。刺七分，灸五壮。"

主治：疝癖，腹胁满痛，上下抢心，积聚癖痛，厥气霍乱。"

腹结一名腹屈：在大横下一寸三分，去腹中行三寸半。刺七分，灸五壮。

主治：咳逆，绕脐腹痛，中寒泻痢，心痛。

大横：在腹哀下三寸五分，平脐，去中行三寸半。足太阴阴维之会。刺七分，灸五壮。

主治：大风逆气，四肢不举，多寒善悲。

《千金》云："主多寒洞痢，四肢不举，灸随年壮。"又云："多汗四肢不举少力，灸横纹五十壮，在夹脐相去七寸，亦属此穴。"

《百证赋》云："兼天冲穴，治反张悲哭。"

腹哀：在日月下一寸五分，去腹中行三寸半。足太阴阴维之会。刺三分，灸五壮。《甲乙经》云："刺七分。"

主治：寒中食不化，大便脓血腹痛。

食窦：在天溪下一寸六分陷中，举臂取之。刺四分，灸五壮。

主治：胸胁支满，咳唾逆气，饮不下，膈有水声。

天溪：在胸乡下一寸六分陷中，仰而取之。刺四分，灸五壮。

主治：胸满喘逆上气，喉中作声，妇人乳肿贲痛。

胸乡：在周荣下一寸六分陷中，仰而取之。刺四分，灸五壮。

主治：胸胁支满，引背痛，不得卧转侧。

周荣：在中府下一寸六分陷中，仰而取之。刺四分，灸五壮。

主治：胸满不得俯仰，咳逆食不下。

大包：在渊腋下三寸。脾之大络，布胸胁中，出九肋间及季胁端，总统阴阳诸络，由脾灌溉五脏。刺三分，灸三壮。

主治：胸中喘痛，腹有大气不得息，实则其身尽寒，虚则百节皆纵。

手少阴心经穴

心经穴歌

> 手少阴心起极泉，青灵少海灵道全。
> 通里阴郄神门下，少府少冲小指边。

极泉：在臂内腋下筋间动脉，入胸中。刺三分，灸七壮。

主治：心胁满痛，肘臂厥寒，四肢不收，干呕、烦渴、目黄。

青灵：在肘上三寸，伸肘举臂取之。滑氏曰："自极泉下循臑内后廉，行太阴心主两经之后，历青灵穴。"《甲乙经》无此穴。灸三壮。

主治：头痛目黄，振寒胁痛，肩臂不举。

少海一名曲节：在肘内廉节后陷中，又云肘内大骨下，去肘端五分，肘内横纹头，屈肘向头取之。手少阴所入为合。刺五分，灸三壮。一曰禁灸。

主治：寒热齿痛，目眩，发狂癫痫羊鸣，呕吐涎沫，项不得回，头风疼痛，气逆，瘰疬，肘臂腋胁痛挛不举。

《千金》云："主腋下瘰疬，漏臂疼痛，风痹瘙漏，屈伸不得，针三分，留七呼，泻五呼。"

《席弘赋》云："心疼手颤少海间，若要除根觅阴市。"

《百证赋》云："兼三里穴，治两臂顽木。"

灵道：在掌后一寸五分，一曰一寸。手少阴所行为经。刺三分，灸三壮。

主治：心痛悲恐干呕，瘛疭肘挛，暴暗不能言。

通里：在腕侧后一寸陷中。手少阴络，别走手太阳经。刺三分，灸三壮。

主治：热病头痛目眩，面热无汗懊忱，暴暗心悸，悲恐畏人，喉痹苦呕，虚损数欠，少气遗尿，肘臂肿痛，妇人经血过多，崩漏。

《神农经》云："治目眩头疼，可灸七壮。"

《玉龙赋》云："疗心惊。"

《百证赋》云："兼大钟，治倦言嗜卧。"

马丹阳云："欲言声不出，懊忱及怔忡，实则四肢重，头腮面颊红，声平仍欠数，喉闭气难通。虚则不能食，暴暗面无容，毫针微微刺，方信有神功。"

阴郄一曰手少阴郄：在掌后脉中，去腕五分，当小指之后。刺三分，灸三壮。

主治：鼻衄吐血，失音不能言。霍乱胸中满，洒淅恶寒，厥逆惊恐心痛。

《标幽赋》云："止盗汗，治小儿之骨蒸。"

《百证赋》云："兼二间，能疏通寒栗恶寒。"又云："兼后溪，治盗汗之多出。"

神门一名兑冲，一名中都：在掌后锐骨端陷中，当小指后。手少阴所注为输。刺三分，留七呼，灸三壮。一日七壮，炷如小麦。

主治：疟疾心烦，欲得冷饮，恶寒则欲就温，咽干不嗜食，惊悸心痛少气，身热面赤，发狂喜笑，上气呕血吐血，遗尿失音健忘，心积伏梁，大人小儿五痫证，手臂挛掣。

《玉龙赋》云："治癫痫失意。"

《百证赋》云："同上脘，治发狂奔走。"

少府：在小指本节后骨缝陷中，直劳宫。手少阴所溜为荥。刺二分，灸三壮。一日七壮。

主治：痎疟久不愈，振寒烦满，少气，胸中痛，悲恐畏人，臂酸肘腋挛急，阴挺出，阴痒阴痛，遗尿偏坠，小便不利。

少冲一名经始：在手小指内侧端，去爪甲角如韭叶。手少阴所出为井。刺一分，留一呼，灸一壮。一日三壮。

主治：热病烦满，上气，心火炎上，眼赤，血少，呕吐血沫，及心痛冷痰少气，悲恐善惊，口热咽酸，胸胁痛，乍寒乍热，臑臂内后廉痛，手挛不伸。

《玉龙赋》云："可治心虚热壅。"

《百证赋》云："兼曲池，治发热。"

《乾坤生意》云："此为十井穴，凡初中风跌倒，猝暴昏沉，痰涎壅满，不省人事，牙关紧闭，药水不下，急以三棱针刺少商、商阳、中冲、关冲、少泽及此穴，使气血流通，乃起死回生急救之妙穴。"

手太阳小肠经穴

小肠经穴歌

手太阳经小肠穴，少泽先于小指设。

前谷后溪腕骨间，阳谷须同养老列。

支正小海上肩贞，臑俞天宗秉风合。

曲垣肩外复肩中，天窗循次上天容。

此经穴数一十九，还有颧髎入听宫。

少泽一名小吉：在小手指外侧端，去爪甲角一分陷中。《甲乙经》曰："在小指之端，去爪甲一分陷中。"手太阳所出为井。刺一分，留二呼，灸一壮。

主治：痎疟寒热汗不出，喉痹舌强，心烦咳嗽，瘈疭臂痛，颈项痛不可顾，目生翳，及疗妇人无乳，先泻后补。

《千金》云："耳聋不得眠，刺小指外侧端近甲，入一分半，补之。"

《玉龙赋》云："治妇人乳肿。"

《百证赋》云："兼肝俞，可治攀睛。"

《灵光赋》云："除心下寒。"

《乾坤生意》云："此为十井穴，凡初中风猝暴昏沉，痰涎壅盛，不省人事，急以三棱针刺少商、商阳、中冲、少冲及此穴，使气血流通，乃起死回生急救之妙穴。”

前谷：在小手指外侧本节前陷中。手太阳所溜为荥。刺一分，留三呼，灸三壮。

主治：热病汗不出，痎疟癫疾，耳鸣喉痹，颈项颊肿引耳后，咳嗽目翳，鼻塞吐衄，臂痛不得举，妇人产后无乳。

后溪：在手小指本节后，外侧横纹尖上陷中，仰手握拳取之。一云在手腕前外侧，拳尖起骨下陷中。手太阳所注为输。刺一分，留二呼，灸一壮。一云三壮。

主治：痎疟寒热，目翳鼻衄耳聋，胸满项强癫痫，臂肘挛急，五指尽痛。

《神农经》云："治项强不得回顾，脾寒肘疼，灸七壮。"

《玉龙赋》云："专治时疫痎疟。"

《拦江赋》云："专治督脉病癫狂。"

《百证赋》云："兼环跳，治腿痛。"又云："偕劳宫，可治消疸。"又云："同阴郄，治盗汗之多出。"

《通玄赋》云："治头顶痛立安。"

《千金十一穴》云："兼列缺，治胸项有痛。"

一传治早食午吐，午食晚吐，灸此左右二穴，九壮立愈。

《捷经》云："疗手足挛急，屈伸艰难，手足俱颤，不能行步握物，颈项强痛，不能回顾，腮颊红肿，咽喉闭塞，水饮不下，心肺二经热病，双蛾喉痛，肺与三焦热病，单蛾咽肿，上下牙两颊疼痛，牙关紧急不开，颈项红肿，耳聋气痞疼痛，耳内或鸣或痒或痛，雷头风，眩晕，呕吐痰涎，肾虚头痛，头重不举，肝厥头晕，及头目昏沉，偏正头风疼痛，两额颅眉角疼痛，太阳痛，头项拘急，痛引肩背，醉后头风，呕吐不止，恶闻人言，眼赤痛，冲风泪下不已，破伤风因他事触发，浑身发热，癫狂。"以上凡三十余证，先以后溪主治，后随证加各穴分治之。

腕骨： 在手外侧，腕前起骨下陷中。手太阳所过为原。刺二分，留三呼，灸三壮。

主治：热病汗不出，胁下痛不得息，颈项肿，寒热耳鸣，目出冷泪生翳，狂惕偏枯，臂肘不得屈伸，疟疾烦闷，头痛、惊风、瘛疭，五指掣挛。凡心与小肠火盛者，当泻此；浑身热盛，先补后泻；肩背冷痛，先泻后补。

《玉龙赋》云："又兼中脘，治脾虚黄疸。"

《通玄赋》云："腕骨祛黄。"

阳谷： 在手外侧腕中，锐骨下陷中。手太阳所行为经。刺二分，留三呼，灸三壮。

主治：癫疾发狂，妄言左右顾，热病汗不出，胁痛项肿，寒热，耳聋耳鸣，齿痛，臂不举，小儿瘛疭舌强。

《百证赋》云："兼侠溪，治颔肿口噤。"

养老： 在手外踝骨上一孔，腕后一寸陷中。手太阳郄。刺三分，灸三壮。

主治：肩臂酸痛，肩欲折，臂如拔，手不能上下，目视不明。

《百证赋》云："兼天柱，治目视䀮䀮。"张仲文传灸治仙法，疗腰重痛不可转侧，起坐艰难，及筋挛脚痹不可屈伸。

支正：在腕后外廉五寸。手太阳络，别走少阴，刺三分，留七呼，灸三壮。

主治：五劳癫狂，惊风寒热，颔肿项强，头痛目眩，风虚，惊恐悲忧，腰背酸，四肢乏弱，肘臂不能屈伸，手指痛不能握。

《百证赋》云："兼飞阳，可治目眩。"

小海：在肘内大骨外，去肘端五分陷中，屈手向头取之。手太阳所入为合。刺二分，留七呼，灸五壮、七壮。

主治：肘臂肩臑颈项痛，寒热，齿根肿，风眩，疡肿，小腹痛，五痫瘛疭。

肩贞：在肩曲胛下，两骨解间，肩髃后陷中。刺五分，灸三壮。

主治：伤寒、寒热，颔肿，耳鸣耳聋，缺盆肩中热痛，风痹手足不举。

臑俞：在肩髎后，大骨下胛上廉陷中，举臂取之。手足太阳、阳维、阳跷之会。刺八分，灸三壮。

主治：臂酸无力，肩痛引胛，寒热气肿酸痛。

天宗：在秉风后，大骨下陷中。刺五分，留六呼，灸三壮。

主治：肩臂酸疼，肘外后廉痛，颊颔肿。

秉风：在肩上，天髎外小髃骨，举臂有空。手太阳、阳明、手足少阳之会。刺五分，灸三壮。

主治：肩痛不可举。

曲垣：在肩中央，曲胛陷中，按之应手痛。刺五分，灸三壮。《甲乙经》曰："十壮。"

主治：肩臂热痛，拘急周痹。

肩外俞：在肩胛上廉，去脊三寸陷中，与大杼平。刺六分，灸三壮。

主治：肩胛痛，发寒热，引项挛急，周痹寒至肘。

肩中俞：在肩胛内廉，去脊大椎旁二寸陷中。刺三分，留七呼，灸十壮。《甲乙经》作"三壮"。

主治：咳嗽上气，唾血寒热，目视不明。

天窗一名窗笼：在颈大筋前，曲颊下，扶突后动脉应手陷中。刺三分，灸三壮。《甲乙经》作"刺六分"。

主治：颈瘿肿痛，肩胛引项不得回顾，颊肿齿噤，耳聋喉痛暴瘖。

《千金》云："狂邪鬼语，灸九壮。""瘾疹，灸七壮。"

天容：在耳下曲颊后。刺一分，灸三壮。

主治：瘿气颈痛，不可回顾，不能言，齿噤耳鸣耳聋，喉痹咽中如梗，寒热胸满，呕逆吐沫。

颧髎—名兑骨：在面顑骨下廉，锐骨端陷中。手少阳太阳之会。刺二分，禁灸。

主治：口歪、面赤、目黄，眼睸不止，頄肿齿痛。

《百证赋》云："兼大迎，治目眩妙。"

听宫—名多所闻：在耳中珠子，大如赤小豆。手足少阳手太阳之会。刺三分，灸三壮。

主治：失音癫疾，心腹满，耳内蝉鸣，耳聋。

《百证赋》云："兼脾俞，能祛心下之悲凄。"

七卷　经络五

（明）张景岳著

足太阳膀胱经穴

膀胱经穴歌

　　足太阳经六十三，睛明攒竹曲差参。

　　五处承光接通天，络却玉枕天柱边。

　　大杼风门引肺俞，厥阴心膈肝胆居。

　　脾胃三焦肾俞次，大肠小肠膀胱如。

　　中膂白环皆二行，去脊中间二寸许。

　　上髎次髎中复下，会阳须向尻旁取。

　　还有附分在三行，二椎三寸半相当。

　　魄户膏肓与神堂，譩譆膈关魂门旁。

　　阳纲意舍及胃仓，肓门志室连胞肓。

　　秩边承扶殷门穴，浮郄相邻是委阳。

　　委中再下合阳去，承筋承山相次长。

　　飞阳跗阳达昆仑，仆参申脉过金门。

京骨束骨近通谷，小指外侧寻至阴。

睛明一名泪孔：在目内眦外一分宛宛中。《气府论》注曰："手足太阳、足阳明、阴阳跷五脉之会。"刺一分半，留六呼，灸三壮。《甲乙经》曰："刺六分。"一曰禁灸。

主治：目痛视不明，见风泪出，胬肉攀睛，白翳，眦痒，疳眼，头痛目眩。凡治雀目者，可久留针，然后速出之。

《席弘赋》云："治眼若未效，并合谷、光明不可缺。"

《百证赋》云："兼行间，可治雀汗气。"

《灵光赋》云："治胬肉。"

攒竹一名始光，一名员柱，一名夜光，一名光明：在眉头陷者中。刺一分，留六呼，不宜灸。《甲乙经》云："灸三壮。"《明堂》用细三棱针刺之，宣泄热气，眼目大明，宜刺三分出血。

主治：目视䀮䀮，泪出目眩，瞳子痒，眼中赤痛及腮脸𥆧动不卧。

《玉龙赋》云："兼头维，治目疼头痛。"

《百证赋》云："兼三间，可治目中漠漠。"

《通玄赋》云："脑昏目赤，泻此。"

曲差一名鼻冲：在神庭旁一寸五分，入发际，正头取之。刺二分，灸三壮、五壮。

主治：目不明，头痛鼻塞，鼽衄臭涕，顶巅痛，身心烦热汗不出。

五处：在曲差后五分，夹上星旁一寸五分。刺三分，留七呼，灸三壮。《甲乙经》曰："不可灸。"

主治：脊强反折，瘛疭癫疾，头痛戴眼眩晕，目视不明。

承光：在五处后一寸五分。《水热穴论》注曰："五处后一寸。"《甲乙经》："五处后二寸。刺三分，禁灸。"

主治：头风，风眩，呕吐，心烦，鼻塞不利，目翳口歪。

通天一名天白：在承光后一寸五分，一曰横直百会旁一寸五分。刺三分，留七呼，灸三壮。

主治：头旋项痛，不能转侧，鼻塞，偏风口歪，衄血，头重耳鸣，狂走，瘛疭恍惚，青盲内瞳。

《千金》云："瘿气面肿，灸五十壮。"

《百证赋》云："能去鼻内无闻之苦。"

络却①一名强阳，一名脑盖：在通天后一寸五分，《甲乙经》："一寸三分。刺三分，留五呼，灸三壮。"一曰禁刺。

主治：头旋口歪，鼻塞，项肿，瘿瘤，内瞳耳鸣。

玉枕：在络却后一寸五分，《甲乙经》曰："在络却后七分，夹脑户旁一寸三分，起肉枕骨上，入后发际三寸。"

① 络却：原文中为"络郄"，今为"络却"穴。

【按】《甲乙经》之数与督脉之数不相合。刺三分，留三呼，灸三壮。一曰禁刺。

主治：目痛如脱，不能远视，脑风头项痛，鼻塞无闻。

《千金》云："多汗寒热，灸五十壮，刺三分。"

《百证赋》云："连囟会，疗头风。"

天柱：侠项后大筋外廉，发际陷中。刺二分，留六呼，灸三壮。一曰刺五分，禁灸。

主治：头旋脑痛，鼻塞，泪出，项强，肩背痛，足不任身，目瞑不欲视。

《百证赋》云："连养老，治目中眈眈。"又云："连束骨，治项强多恶风。"

大杼：在项后第一椎下，两旁相去脊中各二寸陷中，正坐取之。《海论》曰："冲脉者，其腧上在于大杼。"《气穴论》注曰："督脉别络，手足太阳三脉之会。刺三分，留七呼，灸五壮、七壮。"一曰禁灸，非有大急不可灸也。

主治：伤寒汗不出，腰脊项背强痛不得卧，喉痹烦满，疟疾头痛咳嗽，身热目眩，癫疾筋挛瘛疭，膝痛不可屈伸。凡刺疟疾脉大满大者，刺此并谚譆穴出血，随人肥瘦刺之。不已，刺委中、风门立已。

《席弘赋》云："大杼若连长强寻，小肠气痛即行针。"

风门一名热府：在二椎下两旁各去脊中二寸，正坐取之。督脉足太阳之会。热府腧也。刺五分，留七呼，灸五壮。

主治：伤寒头痛项强，目瞑鼽嚏，胸中热，呕逆上气喘，卧不安，身热黄疸，痈疽发背，此穴能泻一身热气，常灸之，永无痈疽疮疥等患。

《神农经》云："伤风咳嗽，头痛，鼻流清涕，可灸十四壮，及治头疼风眩，鼻衄不止。"

《千金》云："上气短气咳逆，胸背彻痛，灸百壮。"

肺俞：在三椎下，去脊中各二寸，又以手搭背，左取右，右取左，当中指末处是穴，正坐取之。《千金》曰："肺俞对乳，引绳度之。"刺三分，留七呼，灸三壮。一云灸百壮。《素问》曰："刺中肺，三日死。"

主治：五劳传尸骨蒸，肺风肺痿，咳嗽呕吐，上气喘满，虚烦，口干目眩，支满，汗不出，腰脊强痛，背偻如龟，寒热瘿气，黄疸。此穴主泻五脏之热，与五脏俞治同。

《神农经》曰："治咳嗽吐血唾红，骨蒸虚劳，可灸十四壮。"

《千金》云："治吐血唾血，上气咳逆喉痹，灸随年壮。"又"气短不语，灸百壮"。又"治水注口中涌水出，灸肺俞及三阴交，随年壮"。又"瘿肿上气短气，灸百壮"。又"盗汗寒热恶寒，灸随年壮，刺五分"。

《玉龙赋》云："兼丰隆，治痰嗽。"

《百证赋》云："兼天突，治咳嗽连声。"

《乾坤生意》云："同陶道、身柱、膏肓，治虚损，五劳七伤紧要法。"

厥阴俞：在四椎下，去脊中二寸，正坐取之。此穴出《山眺经》，《甲乙经》无。刺三分，灸七壮。

主治：咳逆牙痛，心痛结胸，呕吐烦闷。

《千金》云："主胸中膈气，积聚好吐，灸随年壮。"

心俞：在五椎下，去脊中二寸，正坐取之。刺三分，留七呼。

【按】《甲乙经》曰"禁灸"，故世医皆谓可针不可灸。殊不知刺中心一日死，乃《素问》之所戒，又岂可易针耶？《千金方》言风中心，急灸心俞百壮，服续命汤。又吐逆不得食者灸百壮，是又当权其缓急也。

主治：偏风半身不遂，食噎积结寒热，心气闷乱，烦满恍惚，心惊汗不出，中风偃卧不得，冒绝发痫悲泣，呕吐咳血，发狂健忘。此穴主泻五脏之热，与五脏俞同。

《神农经》云："小儿气不足者，数岁不能语，可灸五壮，艾炷如麦粒。"

《玉龙赋》云："兼肾俞，治腰肾虚乏之梦遗。"

《百证赋》云："兼神道，治风痫常发自宁。"

《捷经》云："治忧噎。"

一传主疗心虚遗精盗汗补之。

膈俞：在七椎下，去脊中二寸，正坐取之。为血之会。刺三分，留七呼，灸三壮。一云灸至百壮。

主治：心痛周痹，膈胃寒痰暴痛，心满气急，吐食翻胃，痃癖五积，气块血块，咳逆，四肢肿痛，怠惰嗜卧，骨蒸喉痹，热病汗不出，食不下，腹胁胀满。此血会也，诸血病者，皆宜灸之，如吐血衄血不已，虚损昏晕，血热妄行，心肺二经呕血，脏毒便血不止。

《千金》云："胪胀胁腹满，灸百壮，三报之。"又"治吐逆不得食，今日食，明日吐，灸百壮"。

肝俞：在九椎下，去脊中二寸，正坐取之。刺三分，留六呼，灸三壮。《素问》曰："刺中肝，五日死。"

主治：气短咳血多怒，胁肋满闷，咳引两胁，脊背急痛不得息，转侧难，反折上视，惊狂衄衊，眩晕痛循眉头，黄疸鼻酸，热病后目中出泪，眼目诸疾，热痛生翳。或热病瘥后因食五辛患目，呕血。或疝气筋痉相引，转筋入腹。此穴主泻五脏之热，与五脏俞治同。

《千金》云："吐血酸削，灸百壮。"又"胸满，心腹积聚疼痛，灸百壮"。又"气短不语，灸百壮"。

《玉龙赋》云："目昏血溢，肝俞辨其虚实。"

《标幽赋》云："兼命门，能使瞽者见秋毫。"

《百证赋》云："兼少泽，可治攀睛。"

一传治气痛、项疬、吐酸。

胆俞：在十椎下，去脊中二寸，正坐取之。刺五分，留七呼，灸三壮。《素问》曰："刺中胆，一日半死。"

主治：头痛，振寒，汗不出，腋下肿，心腹胀满，口干苦，咽痛，呕吐翻胃食不下，骨蒸劳热，目黄，胸胁痛不能转侧。

《百证赋》云："兼阳纲，可治目黄。"

《捷经》云："兼膈俞，治劳噎。"

脾俞：在十一椎下，去脊中各二寸，正坐取之。刺三分，留七呼，灸三壮。《素问》云："刺中脾，十日死。"

主治：痃癖积聚，胁下满，痎疟寒热，黄疸，腹胀痛，吐食不食，饮食不化，或食饮倍多，烦热嗜卧，身日羸瘦，泄痢，善欠，体重四肢不收。此穴主泻五脏之热，与五脏俞同。

《千金》云："食不消化，泄痢不作，肌肤胀满水肿，灸随年壮，三报之。"又"虚劳尿血白浊，灸百壮"。

《百证赋》云："兼听宫，能祛心下之悲凄。"又"兼膀胱俞，治脾虚谷食不消"。

《捷经》云："治思噎食噎。"

一传治水肿鼓胀，气满泄泻，年久不止，及久年积块胀痛。

胃俞：在十二椎下，去脊中二寸，正坐取之。刺三分，留七呼，灸三壮。一曰灸随年壮。

主治：胃寒吐逆，翻胃霍乱，腹胀支满，肌肤疲瘦，肠鸣腹痛不嗜食，脊痛筋挛，小儿羸瘦食少，不生肌肉，及小儿痢下赤白，秋末脱肛，肚疼不可忍，艾炷如大麦。

《百证赋》云："兼魂门，治胃冷食不化。"

一传治水肿鼓胀，气膈不食，泄泻年久不止，多年积块。

三焦俞：在十三椎下，去脊中二寸，正坐取之。刺五分，灸三壮。一曰三分，五壮。

主治：伤寒身热头痛，吐逆，肩背急，腰脊强，不得俯仰，脏腑积聚，胀满膈塞不通，饮食不化，羸瘦，水谷不分，腹痛下痢，肠鸣目眩。

《千金》云："小腹坚大如盘盂，胸腹胀满，饮食不消，妇人癥聚瘦瘠，灸三焦俞百壮，三报之，仍灸气海百壮。"又云："主五脏六腑积聚，心腹满，腰脊痛，吐逆寒热，小便不利，灸随年壮。"又"治尿血，灸百壮"。

肾俞：在十四椎下，与脐平，去脊中二寸，正坐取之。《素问·血气形志篇》有五脏俞度，见经络类十一。刺三分，留七呼，灸三壮。一曰灸以年为壮。《素问》曰："刺中肾，六日死。"

主治：虚劳羸瘦，面目黄黑，耳聋，肾虚水脏久冷，腰痛梦遗精滑，脚膝拘急，身热头重振寒，心腹膜胀，两胁满痛引小腹，少气尿血，便浊淫泺，赤白带下，月经不调，阴中痛，五劳七伤，虚惫无力，足寒如冰，洞泄食不化，身肿如水，男女久积气痛，变成劳疾。此穴主泻五脏之热，与五脏俞同。

《千金》云："肾间风虚，灸百壮。"又"小便浊，梦遗失精，灸百壮"。又云："肾俞主五脏虚劳，少腹弦急胀热，灸五十壮，老少减之，若虚冷，可百壮，横三间寸灸之。"又"消渴口干，同腰目灸之"。又"尿血灸百壮"。又"百病水肿，灸百壮"。

《玉龙赋》云："兼命门，治老人便多。"又"兼心俞，治腰肾虚乏之梦遗"。

《百证赋》云："兼巨髎穴，能除胸膈停留瘀血。"

《通玄赋》云："能泻尽腰股之痛。"

一传治色欲过度，虚肿，耳痛耳鸣。

大肠俞：在十六椎下，去脊中二寸，伏而取之。刺三分，留六呼，灸三壮。

主治：脊强不得俯仰，腰痛腹胀，绕脐切痛，肠癖泻痢，食不化，大小便不利。

《千金》云："胀满雷鸣，灸百壮，三报之。"

《灵光赋》云："治大便病。"

小肠俞：在十八椎下，去脊中二寸，伏而取之。刺三分，留六呼，灸三壮。

主治：膀胱三焦津液少，便赤不利，淋沥遗尿，小腹胀满疗痛，泻痢脓血，脚肿心烦短气，五痔疼痛，妇人带下。

《千金》云："泄注五痢，便脓血腹痛，灸百壮。"又"主三焦膀胱寒热，津液赤白洞泄，腰脊痛，小水不利，妇人带浊，灸五十壮"。又"消渴口干不可忍者，灸百壮，横三间寸灸之"。

《灵光赋》云："治小便病。"

膀胱俞：在十九椎下，去脊中二寸，伏而取之。刺三分，留六呼，灸三壮。一云七壮。

主治：小便赤涩，遗尿泄痢，腰脊腹痛，阴疮，脚膝寒冷无力，女子瘕癖。

《百证赋》云："兼脾俞，治脾虚谷食不消。"

中膂内俞一名脊内俞：在十二椎下，去脊中二寸，夹脊肿起肉间，伏而取之。刺三分，留六呼，灸三壮。

主治：肾虚消渴，腰脊强痛，不得俯仰，肠冷赤白痢，疝痛，汗不出，胁腹胀痛。

《百证赋》云："兼陶道，治岁热时行。"

《捷经》云："主腰痛夹脊膂，上下按之从后项至此穴痛者，灸之立愈。"

白环俞：在二十一椎下，去脊中二寸，伏而取之。刺五分，灸三壮。《甲乙经》云："刺八分，得气则泻，泻讫多补之，不可灸。"

主治：腰脊痛不得坐卧，疝痛，手足不仁，二便不利，温疟，筋挛痹缩，虚热闭塞。一云主治梦遗白浊，肾虚腰痛，先泻后补，赤带泻之，白带补之，月经不调亦补之。

《百证赋》云："兼委中，治背连腰痛大验。"

上髎：在腰髁骨下一寸，夹脊两旁第一空陷中。《缪刺论》注曰："腰下夹尻有空骨各四。"盖即此四髎穴也。

《刺腰痛篇》注曰："上髎当髁骨下陷中，余三髎少斜下按之，陷中是也。腰髁骨即十六椎下，腰脊两旁起骨之夹脊者。足太阳少阳之络。刺三分，留七呼，灸七壮。"

主治：大小便不利，呕逆，腰膝冷痛，寒热疟，鼻衄。妇人绝嗣，阴中痒痛，阴挺出，赤白带下。

次髎：夹脊旁第二空陷中。刺三分，留七呼，灸七壮。一曰三壮。

主治：大小便淋赤不利，心下坚胀，腰痛足清，疝气下坠，引阴痛不可忍，肠鸣泄泻，赤白带下。

中髎：夹脊旁三空陷中。刺二分，留十呼，灸三壮。

主治：五劳七伤，二便不利，腹胀飧泄，妇人少子带下，月经不调。

下髎：夹脊旁四空陷中。《刺腰痛篇》及《缪刺论》王注皆曰："足厥阴支别者，与太阴少阳结于腰髁下，侠骨第三、第四骨空中，其穴即中髎、下髎也。"刺二分，留十呼，灸三壮。一曰刺二寸。

主治：肠鸣泄泻，二便不利，下血腰痛，引小腹急痛，女子淋浊不禁。

《百证赋》云："湿热湿寒下髎定。"

会阳一名利机：有阴尾尻骨两旁。《甲乙经》曰："督脉气所发。"刺二分，灸五壮。一曰刺八分。

主治：腹中寒气，泄泻，肠癖便血，久痔，阳气虚乏，阴汗湿。

附分：在二椎下，附项内廉，两旁相去脊中各三寸半，正坐取之。手足太阳之会。刺三分，灸五壮。《甲乙经》作"刺八分"。

主治：肘臂不仁，肩背拘急，风客腠理，颈痛不得回顾。

魄户：在三椎下，去脊中各三寸半，正坐取之。刺五分，灸五壮。一曰刺三分，灸百壮。

主治：虚劳肺痿，肩膊胸背连痛，三尸走注，项强喘逆，烦满呕吐。此穴主泻五脏之热，与五脏俞同。

《神农经》云："治虚劳发热，可灸十四壮。"

《百证赋》云："兼膏肓，治劳瘵传尸。"

《标幽赋》云："治体热劳嗽。"

膏肓俞：在四椎下五椎上，去脊中各三寸半，正坐曲脊取之。《千金翼》云："先令病人正坐，曲脊，伸两手，以臂着膝前，令正直，手大指与膝头齐，以物支肘勿手令臂动，乃从胛骨上角摸索至胛骨下头，其间当有四肋三间，依胛骨之际，相去骨际如容侧指许，按其中一间空处，自觉牵引肩中，是其穴也。左右各灸至百壮，或三五百，多至千壮，当气下吼吼然如流水之降，若停痰宿疾，亦必下也。若病人已困，不能正坐，当令侧卧，挽上臂令前，索孔穴灸之。又法：但以右手搭左肩上，中指稍所不及处，是其穴也，左手亦然，乃以前法灸之。其有不能久坐伸臂者，亦可伏衣袱上，伸两臂，令人挽两胛骨，使相离远。不尔，胛骨覆穴，不得其真也。所伏衣袄，当令大小得宜，不尔则前却，亦失其穴也。此穴灸后，令人阳气日盛，当消息自为补养，令得平复，则诸病无所不治。又法：如其人骨节分明，则以椎数为准；若脊背肥厚，骨节难寻，须以大椎至尾骶，量分三尺折取之；不然则以平脐十四椎命门为则，逐椎分寸取之，则穴无不真。然取大椎之法，除项骨三节不在内，或人亦有项骨短而无可寻者，但当以平肩之处为第一椎，以次求之，可无差也。"《捷经》云："灸膏肓功效，诸书例能言之，而取穴则未也。"《千金》等方之外，庄绰论之最详，然繁而无统，不能归定于一。余尝以意取之，令病人两手交在两膊上，灸时亦然，胛骨遂开，其穴立见，以手指摸索第四椎下，两旁各三寸，四肋三间之中，按之酸疼是穴，灸至千壮，少亦七七壮，当依《千金》立点立灸，坐点从坐，卧点卧灸为的。刘瑾云："取膏肓二穴，当除第一椎小骨不算，若连第一椎数下，当在五椎下两旁各三寸半，共折七寸，分两旁，按其酸疼处，乃是真穴。每依此灸疗，多获全愈。"灸七七壮，至百壮、千壮。一云灸后当灸足三里，以引火实下。此穴自晋以前所未有，乃后人之所增也。

主治：百病，无所不疗，虚羸瘦损，五劳七伤诸病，梦遗失精，上气咳逆，痰火发狂健忘，胎前产后，可灸二七至七七壮。

《百证赋》云："兼魄户，治劳瘵传尸。"

《灵光赋》云："治背脊痛风劳一切诸病。"

《乾坤生意》云："兼陶道、身柱、肺俞，治虚损五劳七伤紧要之穴。"

神堂： 在五椎下，去脊中各三寸半陷中，正坐取之。刺三分，灸五壮。此穴主泻五脏之热，与诸脏俞同。

主治：腰脊强痛，不可俯仰，洒淅寒热，胸腹满逆时噎。

譩譆： 在肩膊内廉，六椎下，去脊中各三寸半，正坐取之。《甲乙经》曰："以手痛按之，病者呼譩嘻，是穴。"盖因其痛也。刺六分，留七呼，灸五壮。一曰二七壮至百壮。

主治：大风，热病汗不出，劳损不得卧，温疟久不愈，胸腹胀闷，气噎，肩背胁肋痛急，目痛咳逆鼻衄，忌苋菜、白酒。

《千金》云："多汗疟病，灸五十壮。"

膈关： 在七椎下，去脊中各三寸半陷中，正坐开肩取之。刺五分，灸五壮。

主治：背痛恶寒脊强，呕吐饮食不下，胸中噎闷，大小便不利。此亦血会，治诸血病。

魂门： 在九椎下，相去脊中各三寸半陷中，正坐取之。刺五分，灸三壮。

主治：尸厥走注，胸背连心痛，食不下，腹中雷鸣，大便不节，小便黄赤。此穴主泻五脏之热，与五脏俞同。

《百证赋》云：“兼胃俞，治胃冷食难化。”

《标幽赋》云：“筋挛骨痛者补此。”

阳纲：在十椎下，去脊中三寸半陷中，正坐取之。刺五分，灸三壮、七壮。

主治：肠鸣腹痛，食不下，小便涩，身热，消渴目黄，腹胀泄痢。

《百证赋》云：“兼胆俞，治目黄。”

意舍：在十一椎下，去脊中三寸半陷中，正坐取之。刺五分，灸七壮。一云五十壮至百壮。

主治：背痛腹胀，大便泄，小便黄，呕吐恶风寒，饮食不下，消渴目黄。此穴主泻五脏之热，与五脏俞同。

《百证赋》云：“兼中府，能除胀满噎塞，胸背胁痛，恶寒呕吐。”

胃仓：在十二椎下，去脊中各三寸半，正坐取之。刺五分，灸五壮。一云五十壮。

主治：腹满水肿，食不下，恶寒，背脊痛，不可俯仰。

肓门：在十三椎下，去脊中各三寸半。又肋间陷中，前与鸠尾相直，正坐取之。刺五分，灸三壮。《气府论》注云"三十壮"。

主治：心下痛，大便坚，妇人乳痛有余。

志室：在十四椎下，去脊中各三寸半陷中，正坐取之。刺五分，灸三壮、七壮。

主治：阴肿阴痛失精，小便淋沥，背脊强，腰胁痛，腹中坚满，霍乱吐逆不食，大便难。此穴主泻五脏之热，与五脏俞同。

胞肓：在十九椎下，去脊中各三寸半陷中，伏而取之。刺五分，灸五壮、七壮。

主治：腰脊痛，恶寒，小腹坚，肠鸣，大小便不利。

秩边：在二十一椎下，去脊中各三寸半陷中，伏而取之。刺五分，灸三壮。

主治：腰痛五痔，小便赤涩。

承扶一名肉郄，一名阴关，一名皮部：在尻臀下，股阴上约纹中。刺七分，留七呼，灸三壮。《甲乙经》作"刺二寸"。

主治：腰脊相引如解，久痔臀肿，大便难，胞寒，小便不利。

殷门：在承扶下六寸，腘上两筋之间。刺七分，留七呼，灸三壮。

主治：腰脊不可俯仰，恶血流注，外股肿。

浮郄：在委阳上一寸，屈膝得之。刺五分，灸三壮。

主治：霍乱转筋，小腹膀胱热，大肠结，股外筋急，髀枢不仁。

委阳：在承扶下六寸，屈伸取之。《邪气脏腑病形篇》曰："三焦合入于委阳。"《甲乙经》曰："委阳，三焦下辅腧也。在足太阳之前，少阳之后，出于腘中外廉两筋间，此足太阳别络也。"刺七分，留五呼，灸三壮。

主治：腰脊腋下肿痛，不可俯仰，引阴中不得小便，胸满身热，瘕疝癫疾，小腹满，飞尸遁注，痿厥不仁。

《本输篇》曰："三焦下腧，出于委阳，并太阳之正，入络膀胱，约下焦，实则闭癃，虚则遗尿，遗尿则补之，闭癃则泻之。"

《百证赋》云："兼天池穴，腋肿针而速散。"

委中一名血郄：在腘中央约纹动脉陷中，伏卧屈足取之。足太阳所入为合。刺五分，留七呼，灸三壮。一云禁灸。春月勿令出血，盖太阳合肾，肾旺于冬，水衰于春，故春勿令出血。

主治：大风眉发脱落，太阳疟从背起，先寒后热，熇熇然汗出难已，头重转筋，腰脊背痛，半身不遂，遗尿，小腹坚，风痹髀枢痛膝痛，足软无力。凡肾与膀胱实而腰痛者刺出血妙，虚者不宜刺，慎之！此穴主泻四肢之热，委中者，血郄也，凡热病汗不出，小便难，衄血不止，脊强反折，瘕疝癫疾，足热厥逆不得屈伸，取其经血立愈。

《太乙歌》云："虚汗盗汗补委中。"

《玉龙赋》云："合人中，除腰脊痛闪之难制。"又云："兼居髎、环跳，除腿风湿痛。"

《百证赋》云："兼白环俞，治背连腰痛。"

《千金十一穴》云："委中昆仑，治腰背痛相连。"

《四总穴》云："腰背委中求。"

《马丹阳天星十二穴》云："治腰痛不能举，沉引脊梁酸，风痫及转筋，疼痛难移展，风痹复无常，热病不能当，膝头难伸屈，针入即安康。"

合阳：在膝腘约纹下二寸。刺六分，灸五壮。

主治：腰脊强，引腹痛，阴股热，胻酸肿，寒疝偏坠，女子崩带不止。

《百证赋》云："兼交信，治女子少气下血。"

承筋一名腨肠，一名直肠：在腨肠中央陷中，脚跟上七寸。灸三壮，禁刺。

主治：寒痹腰背拘急，腋肿，大便闭，五痔，腨酸，脚跟痛引小腹，转盘霍乱胻䯒。

《千金》云："霍乱转筋，灸五十壮。"

承山一名肉柱，一名鱼腹：在兑腨肠下分肉间陷中。一云腿肚下尖分肉间。刺七分，灸五壮，至七七壮，然灸不及针。

主治：头热鼻衄，寒热癫疾，疝气腹痛，痔肿便血，腰背痛，膝肿胻酸跟痛，霍乱转筋，战栗不能行立，凡有邪热者，可泻之。

《千金》云："灸转筋，随年壮，神验，霍乱灸百壮。"

《玉龙赋》云："兼长强，灸痔最妙。"

《席弘赋》云："阴陵泉治心胸满，兼此穴而饮食自思。"又云："兼鱼际、昆仑，治转筋目眩立消。"

《灵光赋》云："治转筋并久痔。"

《百证赋》云："刺长强兼承山，善主肠风新下血。"

《天星秘诀》云："兼内踝尖，治转筋并眼花。"又云："兼阴交，治胸膈痞满，自喜饮食。"

马丹阳云："善治腰疼痛，痔疾大便难，脚气并膝肿，两足尽寒酸，展转成时疫，战栗疟憎寒，霍乱及转筋，刺之立便安。"

今时多用此穴，治伤寒立效，亦有初发疟疾者，灸之立已。

飞阳一名厥阳：在足外踝上七寸后陷中。足太阳络，别走少阴。刺三分，灸三壮。

主治：痔痛不得起坐，脚酸肿不能立。历节风不得屈伸，癫疾寒疟，头目眩，逆气。

《千金》云："疟实则腰背痛，虚则鼻衄，飞阳主之。"

《百证赋》云："兼支正，可治目眩。"

跗阳：在足外踝上三寸，太阳前，少阳后，筋骨之间。阳跷之郄。刺五分，留七呼，灸三壮。一云七壮。

主治：霍乱转筋，腰痛不能立，髀枢股胻痛，痿厥风痹不仁，头重頞痛，时有寒热，四肢不举，屈伸不能。

昆仑：在足外踝后五分，跟骨上陷中，细动脉应手。足太阳所行为经。刺三分，留七呼，灸三壮。

主治：腰尻脚气，足腨肿痛不能步立，头痛肭衄，肩背拘急，咳喘目眩，阴肿痛，产难胞衣不下，小儿发痫瘛疭。

《玉龙赋》云："兼申脉、太溪，善疗足肿之迍。"

《灵光赋》云："能住喘，愈脚气。"

《神农经》云："治腰尻痛，足痛不能履地，肩背拘急，可灸七壮。"又"治小儿阴肿，可灸三壮，炷如小麦"。

《席弘赋》云："兼鱼际、承山，治转筋目眩立消。"

《千金》云："胞衣不出，针足太阳，入四分，穴在外踝下后一寸宛宛中者，意必此穴。"又云："疟多汗，腰痛不能俯仰，目如脱，项似拔，昆仑主之。"

《千金十一穴》云："兼委中，治腰背痛相连。"

《捷经》云："治偏风。"

马丹阳《天星十二穴》云："转筋腰尻痛，膊重更连阴。头疼脊背急，暴喘满中心。举步行不得，动足即呻吟。若欲求安乐，须寻此穴针。"

《增治法》云："治目䀮䀮如脱，头热鼻衄，肚胀痛不得息，霍乱大便泄，风痫口噤不开，小儿阴肿，头眩转筋吐逆，尸厥中恶，膝盖暴痛。"

仆参一名安邪：在跟骨下陷中，拱足得之。足太阳、阳跷之会。刺三分，留七呼，灸七壮。

主治：腰痛足痿不收，足跟痛，霍乱转筋吐逆，尸厥癫痫，狂言见鬼，膝痛。

《灵光赋》云："后跟痛在仆参求。"

申脉：在足外踝下五分陷中，容爪甲许白肉际。阳跷脉所生。刺三分，留七呼，灸三壮。

主治：风眩癫疾，腰脚痛，膝胫寒酸，不能坐立，如在舟车中，气逆，腿足不能屈伸，妇人气血痛。一云脚气红肿，泻之；若麻木无力，先泻后补。

《神农经》曰："治腰痛，可灸五壮。"

《玉龙赋》云："兼太溪、昆仑，善疗足肿之迍。"

《标幽赋》云："兼金门，治头风头痛。"

《拦江赋》云："能除寒与热，偏正头风及心惊，耳鸣鼻衄胸中满，遇麻木者虚当补，逢疼痛者泻而迎。"

《灵光赋》云："阳跷、阴跷，及阳陵、阴陵四穴，治脚气取之。又"兼三里，同治脚气，亦去在腰诸疾"。

《千金方·十三鬼穴》云："此名鬼路，当在第五次下火针，治百邪癫狂。"

《捷经》云："治腰背强不可俯仰，支节烦痛，牵引腰脚，中风不省人事，中风不语，中风半身瘫痪，偏枯疼痛无时，中风四肢麻木不仁，手足瘙痒，不能握物，中风口眼歪斜，牵连不已，角弓反张，眼目盲视，口噤不开，语言謇涩，腰脊肩背疼痛，头项强痛，不得回顾，腰痛起止艰难，手足背生毒，臂背生毒。"以上凡二十余证，先以申脉主治，后随证加各穴分治之。

金门一名关梁：在足外踝下一寸。足太阳郄，阳维别属也。刺一分，灸三壮。一云刺三分，灸七壮，炷如小麦。

主治：霍乱转筋，尸厥，癫痫疝气，膝胫酸不能立，小儿张口摇头身反。

《百证赋》云："兼丘墟，可医转筋。"

《通玄赋》云："兼申脉，治头风头痛。"

京骨：在足小趾外侧，本节后大骨下，赤白肉际陷中，可按而得。足太阳所过为原。刺三分，留七呼，灸七壮。

主治：腰脊痛如折，髀不可曲，项强不能回顾，筋挛善惊，痎疟寒热，目眩内眦赤烂，头痛鼽衄，癫病狂走。

束骨：在足小趾外侧本节后陷中，赤白肉际。足太阳所注为输。刺三分，留七呼，灸三壮。

主治：肠澼泄泻，疟痔癫痫，发背痈疔，头痛目眩，内眦赤痛，耳聋，腰膝痛，项强不可回顾。

《太乙歌》云："兼三里，刺治项强肿痛，体重腰瘫。"

《百证赋》云："连天柱，治项强多恶风。"

秦承祖云："治风热胎赤，两目眦烂。"

通谷：在足小趾外侧，本节前陷中。足太阳所溜为荥。刺二分，留五呼，灸三壮。

主治：头痛目眩，项痛鼽衄，善惊，目眈眈，结积留饮，食多不化失欠。

《千金》云："诸结积留饮，澼囊胸满，饮食不消，灸通谷五十壮。"

至阴：在足小趾外侧，去爪甲角如韭叶。足太阳所出为井。刺一分，留五呼，灸三壮、五壮。

主治：风寒头重鼻塞，目痛生翳，胸胁痛，转筋，寒疟，汗不出，烦心足下热，小便不利，失精，脉痹从足小趾起，牵引上下。

《百证赋》云："兼屋翳，治遍身痒痛之疾。"

《席弘赋》云："专治脚膝肿。"

今时习用此治妇人寒证。

张仲文治妇人横产手先出，诸符药不效，惟灸右脚小指尖三壮，炷如小麦，下火立产。

足少阴肾经穴

肾经穴歌

　　　　足少阴俞二十七，涌泉然谷照海出。

　　　　太溪水泉连大钟，复溜交信筑宾立。

　　　　阴谷横骨趋大赫，气穴四满中注得。

　　　　肓俞商曲石关蹲，阴都通谷幽门值。

　　　　步廊神封出灵墟，神藏或中俞府毕。

涌泉 一名地冲：在足心陷中，屈足卷趾宛宛中。足少阴所出为井。刺三分，留三呼，灸三壮。

主治：尸厥面黑，喘咳有血，目视晾晾无所见，善恐，心中结热，风疹风痫，心痛不嗜食，男子如蛊，女子如妊，咳嗽气短，身热喉痹，目眩颈痛，胸胁满，小腹痛，肠癖泄泻，霍乱，转胞不得尿，腰痛大便难，转筋，足胫寒痛，肾积奔豚，热厥五趾尽痛，足不践地。

《史记》汉北齐王阿母，患足下热喘满，淳于意曰："热厥也。"刺足心，立愈。

《千金》云："阴中懊侬痛，刺入三分。"又"鼻衄不止，灸二百壮"。又"霍乱转筋，灸三七壮，不止，灸足踵聚筋上白肉际七壮，立愈"。

《玉龙赋》云："兼关元、丰隆，治尸劳。"

《席弘赋》云："鸠尾能治五般痫，若下涌泉人不死。"又云："小肠气结连脐痛，速泻阴交。良久，针涌泉，取气甚妙。"

《百证赋》云："专治厥寒厥热。"又云："兼行间，治消渴肾竭。"

《通玄赋》云："治胸结身黄，泻此。"

《灵光赋》云："治妇人疾，并男蛊女孕，而病瘵者，千金勿妄传。"

《天星秘诀》云："兼阴陵，治小肠连脐痛。"

然谷一名龙渊，一名然骨：在足内踝前，起大骨下陷者中。足少阴所溜为荥。刺三分，留三呼，灸三壮。一曰刺不宜见血。

主治：喘呼烦满，咳血喉痹消渴，舌纵心恐，少气涎出，小腹胀，痿厥寒疝，足跗肿胻酸，足一寒一热，不能久立，男子遗精，妇人阴挺出，月经不调，不孕，初生小儿脐风撮口，痿厥洞泄。此穴主泻肾脏之热，若治伤寒，亦宜出血。

《千金》云："石水灸然谷、气冲、四满、章门。"

《百证赋》云："此穴易醒脐风。"

照海：在足内踝下一寸，陷中容爪甲。一云在内踝下四分，微前高骨陷中，前后有筋，上有踝骨，下有软骨，其穴居中。《神农经》云："在内踝直下白肉际是穴。"阴跷所生。刺四分，留六呼，灸三壮。一曰刺三分，灸七壮。

主治：咽干呕吐，四肢懈惰嗜卧，善悲不乐，大风偏枯，半身不遂，久疟猝疝，腹中气痛，小腹淋痛，阴挺出，月水不调。

《玉龙赋》云："兼支沟，能通大便之秘。"又云："合内关，能医腹疾之块。"

《神农经》云："治月事不行，可灸七壮。"又云："兼公孙，治伤寒四日太阴经，再用内关施截法。"

《拦江赋》云："治噤口喉风，用三棱针出血即安。"

《百证赋》云："兼大敦，治伤寒。"

《席弘赋》云："兼百会、太冲、阴交，治咽喉疾。"又云："兼阴交、曲泉、关元、气海同泻，治七疝如神。"

《灵光赋》云："二跷二陵，脚气者取此四穴。"又"兼三里，同治脚气，并在腰之疾"。

《标幽赋》云："兼阳维、内关，能下胎衣。"又云："治喉中之闭塞。"

《捷经》云："治小便频数，淋沥不通，小腹冷痛，膀胱七疝，奔豚偏坠，木肾肿大如升，发时疼痛冲心，小便淋血，阴痛，遗精，白浊，夜梦鬼交不禁，妇人难产，子掬母心不下，女子大便不通，产后腹痛，恶露不已，妇人脾病血蛊、水蛊、气蛊、石蛊、单蛊，女人血气虚倦，五心烦热，肢体尽痛，头目昏沉，老人虚损，手足转筋不能举动，霍乱吐泻，寒湿脚气发热大痛，肾虚脚气红肿，干脚气，膝头、内踝、五指疼痛，浑身胀满，水蛊喘胀，四肢面目浮肿，妇人瘦损，赤白带下，子宫久冷，不受胎孕，经水正行，头眩，小腹空痛，月水不调，脐腹疼痛，及淋漏不断等证。"以上诸证，先以照海为主，后随证加穴分治。

太溪—名吕细：在足内踝后五分，跟骨上动脉陷中。足少阴所注为输，即原也。刺三分，留七呼，灸三壮。

主治：热病汗不出，伤寒手足逆冷，嗜卧，咳嗽咽肿，衄血唾血，尿赤，消瘅大便难，久疟，咳逆，烦心不眠，脉沉，手足寒，呕吐，不嗜食，善噫，腹疼瘠瘦，寒疝疢癖。

《神农经》云："治牙疼，可灸七壮。"

一云："牙疼红肿者，泻之。阴股内湿痒，生疮，便毒，先补后泻。"一云："肾疟呕吐多寒，闭户而处，其病难已，太溪、大钟主之。腰脊痛，大便难，手足寒，并刺委中、大钟。"

《玉龙赋》云："合昆仑、申脉，善疗足肿之迍。"

《百证赋》云："兼商阳，治寒疟有验。"

水泉：在足内踝下，太溪下一寸。足少阴郄。刺四分，灸五壮。

主治：目䀮䀮不能远视，女子月事不来，来即多，心下闷痛，小腹痛，小便淋，阴挺出。

《百证赋》云："兼天枢，治月潮违限。"

大钟：在足跟后冲中，大骨上两筋间，《水热穴论》注曰："在足内踝后冲中。"足少阴络，别走太阳。刺二分，留三呼，灸三壮。

主治：气逆烦闷，实则小便淋闭，洒洒腰脊强痛，大便秘涩嗜卧，口中热，虚则呕逆多寒，欲闭户而处，少气不足，胸胀喘息舌干，食噎不得下，善惊恐怖不乐，喉中鸣，咳唾血。

《百证赋》云："兼通里，治倦言嗜卧。"

《标幽赋》云："治心性之呆痴。"

复溜一名伏白，一名昌阳：在足内踝后上，除踝二寸陷者中，前傍骨是复溜，后傍筋是交信，二穴只隔一筋。足少阴所行为经。刺三分，留三呼，灸五壮、七壮。

主治：肠癖痔疾，腰脊内引痛、不得俯仰，善怒多言，舌干涎出，足痿胻寒不得履，目视䀮䀮，肠鸣腹痛，四肢肿，十种水病，五淋盗汗，齿龋，脉微细。

《神农经》云："治盗汗不收，及面色痿黄，可灸七壮。"

《千金》云："血淋，灸五十壮。"

《太乙歌》云："刺治腰脊闪挫疼痛，游风遍体。"

《玉龙赋》云："伤寒无汗宜泻。"又云："起六脉之沉匿。"

《拦江赋》云："伤寒无汗，先补合谷，次泻此穴。"

《席弘赋》云："此穴专治气滞在腰。"

《灵光赋》云："治肿如神。"

交信：在足内踝上二寸，少阴前，太阴后，筋骨间。阴跷之郄。刺四分，留五呼，灸三壮。

主治：五淋癀疝，阴急股腨内廉引痛，泻痢赤白，大小便难，女子漏血不止，阴挺。月事不调，小腹痛，盗汗。

《百证赋》云："兼合阳，治女子少气漏血。"

筑宾：在足内踝后，上腨分中。阴维之郄。刺三分，灸五壮。

主治：小儿胎疝，癫疾吐舌，发狂骂詈，腹痛呕吐涎沫，足腨痛。

阴谷：在膝下内辅骨后，大筋下，小筋上，按之应手，屈膝乃得之。足少阴所入为合。刺四分，留七呼，灸三壮。

主治：舌纵涎下，腹胀烦满，尿难，小腹疝急引阴，阴股内廉痛，为痿为痹，膝痛不可屈伸，女人漏下不止，少妊。

《太乙歌》云："兼水分、三里，利小便，消肿胀。"

《通玄赋》云："治脐腹痛。"

横骨一名下极：在大赫下一寸，肓俞下五寸，去中行五分，阴上横骨中。按小腹下尖，自横骨上行，不可概用腹中分寸，当以太阴之冲门，起自横骨两端，以至阳明之气冲，少阴之横骨，至中行之曲骨穴，通计折量，始得其准。凡上至腹中，皆当以此类推。冲脉足少阴之会。刺五分，灸三壮、五壮。《甲乙经》云："刺一寸。"

主治：五淋，小便不通，阴器下纵引痛，小腹满，目眦赤痛，五脏虚。

《百证赋》云："兼肓俞，泻五淋久积。"

《席弘赋》云："兼大都，治气滞，腰疼不能立。"

大赫一名阴维，一名阴关：一气穴下一寸，去中行五分。冲脉足少阴之会。刺三分，灸五壮。《千金》云："三十壮。"《甲乙经》作"刺一寸"。

主治：虚劳失精，阴痿上缩，茎中痛，目赤痛，女子赤带。

气穴一名胞门，一名子户：在四满下一寸，去中行五分。冲脉足少阴之会。刺三分，灸五壮。《甲乙经》作"刺一寸"。

主治：奔豚痛引腰脊，泻痢，经不调。

四满一名髓府：在中注下一寸，去中行五分。冲脉足少阴之会。刺三分，灸三壮。《甲乙经》云："刺一寸。"《千金》云："灸百壮。"

主治：积聚疝瘕，肠癖切痛，石水、奔豚、脐下痛，女人月经不调，恶血疼痛，并无子，可灸三十壮。

中注：在肓俞下一寸，去中行五分。冲脉足少阴之会。刺一寸，灸五壮。一云刺五分。

主治：小腹热，大便坚燥，腰脊痛，目眦痛，女子月事不调。

肓俞：在商曲下一寸，当作二寸：直脐旁，去脐中五分。冲脉足少阴之会。刺一寸，灸五壮。一云刺五分。

主治：腹痛寒疝，大便燥，目赤从内眦始。

《百证赋》云："兼横骨，泻五淋之久积。"

商曲：在石关下一寸，去中行五分。冲脉足少阴之会。刺一寸，灸五壮。一云刺五分。

主治：腹中切痛，积聚不嗜食，目赤痛内眦始。

石关：在阴都下一寸，去中行五分。冲脉足少阴之会。刺一寸，灸三壮，一云刺五分。

主治：哕噫呕逆，脊强腹痛，气淋，小便不利，大便燥闭，目赤痛，妇人无子，或藏有恶血上冲，腹痛不可忍。

《神农经》云："治积气疼痛，可灸七壮，孕妇禁灸。"

《千金》云："治哕噫呕逆，灸百壮。"

《百证赋》云："兼阴交，无子可搜。"

阴都一名食官：在通谷下一寸，夹中脘相去五分。冲脉足少阴之会。刺三分，灸三壮。《甲乙经》云："刺一寸。"《千金》云："灸随年壮。"

主治：心烦满恍惚，气逆肠鸣肺胀，气抢呕沫，大便难，胁下热痛，目痛，寒热痎疟，妇人无子，藏有恶血腹绞痛。

通谷：在幽门下一寸陷中，夹上脘相去五分。冲脉足少阴之会。刺五分，灸五壮。

主治：口歪暴喑，积聚痎癖，胸满食不化，膈结呕吐，目赤痛不明，清涕，项似拔，不可回顾。

幽门一名上门：夹巨阙两旁各五分，陷者中。冲脉足少阴之会。刺五分，灸五壮。

主治：胸中引痛，心下烦闷，逆气里急，支满不嗜食，数咳干哕，呕吐涎沫，健忘，泄痢脓血，少腹胀满，女子心痛气逆，善吐，食不下。

《神农经》云："治心下痞胀，饮食不化，积聚疼痛，可灸十四壮，孕妇不可灸。"

《百证赋》云："兼玉堂，能开彻烦心呕哕。"

步廊：在神封下一寸六分陷中，去中行二寸，夹中庭，仰而取之。刺三分，灸五壮。

主治：胃胁满痛，鼻塞少气，咳逆不得息，呕吐不食，臂不得举。

神封：在灵墟下一寸六分，去中行二寸，仰而取之。刺三分，灸五壮。

主治：胸胁满痛，咳逆不得息，呕吐不食，乳痈，洒淅恶寒。

灵墟：在神藏下一寸六分，去中行二寸陷中，仰而取之。刺三分，灸五壮。

主治：同神封。

神藏：在彧中下一寸六分陷中，去中行二寸，仰而取之。刺三分，灸五壮。

主治：同上。

《百证赋》云："兼璇玑，治胸满项强，已试。"

彧中：在俞府下一寸六分陷中，去中行二寸，仰而取之。刺四分，灸五壮。

主治：咳逆不得喘息，胸胁支满，多唾呕吐不食。

《神农经》云："治气喘痰壅，可灸十四壮。"

一传治咳嗽、哮病、唾血。

俞府：在巨骨下，夹璇玑旁二寸陷中，仰而取之。刺三分，灸五壮。

主治：咳逆上气，呕吐不食，中痛。

一云热嗽泻之，冷嗽补之。

《玉龙赋》云："兼乳根，能治气嗽痰哮。"

手厥阴心包络经穴

心包络经穴歌

心包九穴天池近，天泉曲泽郄门认。

间使内关逾大陵，劳宫中冲中指尽。

天池一名天会：在乳后一寸，腋下三寸，着胁，直腋撅肋间。《气府论》注曰："在乳后同身寸之二寸。"手厥阴足少阳之会。刺三分，灸三壮。

　　主治：目䀮䀮不明，头痛，胸胁烦满，咳逆，臂腋肿痛，四肢不举，上气、寒热疟，热病汗不出。

　　《千金》云："治颈漏瘰疬，灸百壮。"

　　《百证赋》云："兼委阳穴，腋肿针而速散。"

　　天泉一名天湿：在曲腋下，去肩臂二寸，举臂取之。刺六分，灸三壮。一曰刺二分。

　　主治：恶风寒，胸胁痛，支满咳逆，膺背胛臂间痛。

　　曲泽：在肘内廉横纹陷中，筋内侧动脉，屈肘得之。手厥阴所入为合。刺三分，留七呼，灸三壮。

　　主治：心痛善惊，身热烦渴，臂肘摇动掣痛不可伸，伤寒呕吐气逆。

　　《百证赋》云："兼少商，治血虚口渴。"

　　郄门：在掌后，去腕五寸。手厥阴郄。刺三分，灸五壮。

　　主治：呕血衄血，心痛呕哕惊恐，神气不足，久痔。

　　间使：在掌后三寸，两筋间陷中。手厥阴所行为经。刺三分，留七呼，灸五壮。

　　主治：伤寒结胸，心悬如饥，呕沫少气，中风气塞昏危不语，猝狂，胸中澹澹，恶风寒，霍乱干呕，腋肿肘挛，猝心痛，多惊，咽中如鲠，妇人月水不调，小儿客忤久疟，可灸鬼邪，随年壮。

《千金》云："干呕不止，所食即吐不停，灸三十壮。若四肢脉绝不至者，灸之便通，此法能起死人。"又法："猝死，灸百息。"又《十三鬼穴》云："此名鬼路，针百邪癫狂，在第九次下针"。

《神农经》云："治脾寒，寒热往来，浑身疮疥，灸七壮。"

《太乙歌》云："兼风池、环跳，治疟疾。"又"兼气海、中极、三里，刺小腹便澼"。

《玉龙赋》云："治痰疟。"

《百证赋》云："兼天鼎，治失音休迟。"

《灵光赋》云："兼水沟，治邪癫。"

《捷经》云："治热病频哕。"

内关：在掌后，去腕二寸筋间，与外关相对。手厥阴络，别走手少阳。刺五分，灸五壮。

主治：中风失志，实则心暴痛，虚则心烦惕惕，面热目昏，支满肘挛，灸疟不已，胸满肠痛，实则泻之，生疮灸之。

《神农经》云："治心疼腹胀，腹内诸疾，可灸七壮。"

《玉龙赋》云："合照海，能医腹疾之块。"

《席弘赋》云："兼公孙，治肚痛。"

《拦江赋》云："治伤寒太阴经四日者，先用照海、公孙，后用内关施治。"

《百证赋》云："兼建里，扫尽胸中之苦闷。"

《标幽赋》云："胸满腹痛，刺内关。"

《捷经》云："治胸满胃脘不快，伤寒中焦痞满，两胁刺痛，呕吐不已，脾胃气虚，心腹胀满，胁肋下疼，心腹刺痛，痞块食癥不散，人渐羸瘦，血块气痕，脏腑虚寒，风壅气滞，大肠虚冷，脱肛不收，大便艰难，用力脱肛，藏毒肿痛，便血不止，五痔五痫，口吐涎沫，心性呆痴，心惊发狂，悲泣不已，不识亲疏，健忘错乱，言语不记，或歌或笑，神思不安，中风不省人事，心虚胆寒，四体战掉。"以上诸证，先以内关主治，后随证加各穴治之。

大陵：在掌后骨下横纹中，两筋间陷中。手厥阴所注为输，即原也。刺三分，留七呼，灸三壮。

主治：热病汗不出，舌本痛，喘咳呕血，心悬如饥，善笑不休，头痛，气短，胸胁痛，惊恐，悲泣，呕逆，喉痹，口干目赤，肘臂挛痛，小便如血。

《神农经》云："治胸中疼痛，胸前疮疥，可灸三壮。"

《千金》云："吐血呕逆，灸五十壮。"又云："凡猝患腰肿附骨痛疽，节肿游风热毒，此等疾，但初觉有异，即急灸之，从手掌后第一横纹后两筋间，灸五壮立愈。患左灸右，患右灸左。当中者两手俱灸。"又《十三鬼穴》云："此为鬼心，治百邪癫狂，在第四次下针"。

《玉龙赋》云："兼劳宫，疗心闷疮痍。"又云："合人中频泻，全去口气。"又云："合外关、支沟，治肚疼秘结。"

劳宫一名五里，一名掌中：在掌中央动脉，屈无名指取之。手厥阴所溜为荥。刺二分，灸三壮。

主治：中风悲笑不休，热病汗不出，胁痛不可转侧，吐衄噫逆，烦渴食不下，胸胁支满，口中腥气，黄疸手痹，大小便血热痔。

《千金》云："心中懊侬痛，刺入五分补之。"

《玉龙赋》云："兼大陵，疗心闷疮痍。"

《灵光赋》云："治劳倦。"

《百证赋》云："兼后溪，可治三消、黄疸。"

《通玄赋》云："能退胃翻心痛。"

《捷经》云："治忧噫。"

一传癫狂灸此，效。

中冲：在手中指端，去爪甲如韭叶陷中。手厥阴所出为井。刺一分，留三呼，灸一壮。

主治：热病汗不出，头痛如破，身热如火，心痛烦满，舌强痛，中风不省人事。

《神农经》云："治小儿夜啼多哭，灸一壮，炷如小麦。"

《百证赋》云："兼廉泉，堪攻舌下肿痛。"

一云主神气不足，失志。

《乾坤生意》云："此为十井穴，凡初中风，暴仆昏沉，痰涎壅盛，不省人事，牙关紧闭，药水不入，急以三棱针刺少商、商阳、中冲、关冲、少冲、少泽，使血气流通，乃起死回生急救之妙诀。"

手少阳三焦经穴

三焦经穴歌

> 手少阳三焦所从，二十三穴起关冲。
> 向液门中渚阳池，历外关支沟会宗。
> 三阳络入于四渎，注天井清冷渊中。
> 消泺臑会肩髎同，天髎天牖经翳风。
> 瘛脉颅息角孙入，耳门和髎丝竹空。

关冲：在手名指外侧端，去爪甲角如韭叶。手少阳所出为井。刺一分，留三呼，灸三壮。

主治：头痛口干喉痹，霍乱，胸中气噎不食，肘臂痛不能举，目昏昏。一云主三焦邪热，口渴唇焦口气，宜泻此出血。

《玉龙赋》云："壅热盛于三焦，关冲最宜。"

《百证赋》云："兼哑门，治舌缓不语。"

《捷经》云："治热病烦心，满闷，汗不出，掌中大热如火，舌本痛，口干消渴，久热不去。"

《乾坤生意》云："此为十井穴，凡初中风暴仆昏沉，痰涎壅盛，不省人事，牙关紧闭，药水不下，急以三棱针刺少商、商阳、中冲、少冲、关冲、少泽，使血气流通，乃起死回生急救之妙穴。"

液门：在手小指次指间陷者中。手少阳所溜为荣。刺二分，留二呼，灸三壮。

主治：惊悸忘言，寒厥，臂痛不得上下，痎疟寒热头痛，目眩赤涩泪出，耳暴聋，咽外肿牙龈痛，若手臂红肿痛楚，泻之出血为妙。

《千金》云："治耳聋不得眠，刺入三分补之。"

《玉龙赋》云："兼中渚，治手臂红肿。"

《百证赋》云："兼鱼际，能疗喉痛。"

中渚：在手名指本节后间陷中，把拳取之。手少阳所注为输。刺二分，留三呼，灸三壮。

主治：热病汗不出，臂指痛，不得屈伸，头痛目眩，生翳不明，耳聋咽肿，久疟，手臂红肿，泻之出血，灸五壮。

《太乙歌》云："刺久患腰疼背痛。"

《玉龙赋》云："兼液门，治手臂红肿。"

《席弘赋》云："治久患伤寒肩背痛。"

《通玄赋》云："脊心后痛，针此立愈。"

《灵光赋》云："五指不便，取中渚。"

阳池一名别阳：在手表腕上陷者中，自本节后骨直对腕中。手少阳所过为原。刺二分，留六呼，灸三壮。《铜人》曰："不可灸。"

主治：消渴口干烦闷，寒热疟，或因折伤，手腕捉物不得，臂不能举。

《千金》云："消渴口干，灸五十壮。"

《神农经》云："治手腕疼无力，不能上举至头，可灸七壮。"

外关：在腕后二寸两筋间陷中。手少阳络，别走心主。刺三分，留七呼，灸三壮。"

主治：耳聋浑焞无闻，肘臂五指痛不能握，若胁肋痛者泻之。

《神农经》云："治肘臂不得屈伸，五指尽疼，不能握物，可灸七壮。"

《玉龙赋》云："兼大陵、支沟，治肚痛秘结。"

《捷经》云："治臂膊红肿，肢节疼痛，足内踝骨红肿痛，手足指节痛，不能屈伸，五脏六腑结热，吐血妄行不已，鼻衄不止，吐血昏晕，不省人事，虚损气逆。阳乘于阴，则血热妄行；阴乘于阳，则血寒亦吐。名心肺二经呕血，舌强难言，及生白苔，重舌肿胀，热极口内生疮，舌吐不收，舌缩不能言，唇吻破裂，血出干痛，头生瘰疬结核，绕颈连胸，耳根颈项肿痛不消，目生翳膜，隐涩难开，风沿烂弦，迎风流泪，目风肿痛，胬肉攀睛，暴赤肿痛。"以上诸证，先以外关主治，后随证分穴治之。

支沟—名飞虎：在腕后三寸，两骨间陷中。手少阳所行为经。刺二分，留七呼，灸七壮。

主治：热病汗不出，肩臂酸重，胁腋痛，四肢不举，霍乱呕吐，口噤暴暗，鬼击猝心痛，产后血晕，不省人事。凡三焦相火炽盛，及大便不通，胁肋疼痛者，俱宜泻之。

《千金》云：“治颈漏马刀，灸百壮。”

《玉龙赋》云：“兼照海，能通大便之秘。”又云：“合外关、大陵，治肚痛秘结。”

会宗：在腕后三寸空中。一云空中一寸。手少阳郄。刺三分，灸三壮。一曰禁刺。

主治：五痫、耳聋、肌肤痛。

三阳络一名通间：在臂上大交脉，支沟上一寸。灸五壮，禁刺。

主治：暴喑不能言，耳聋齿龋，嗜卧身不欲动。

四渎：在肘前五寸外廉陷中。刺六分，留七呼，灸三壮。一曰刺三分。

主治：暴气耳聋，下齿龋痛。

天井：在肘外，大骨尖后，肘上一寸，两筋间陷中，屈肘得之。甄权云：“在曲肘后一寸，叉手按膝头取之。”手少阳所入为合。刺三分，留七呼，灸三壮。《甲乙经》云：“刺一分。”

主治：咳嗽上气，胸痛不得语，唾脓不嗜食，寒热凄凄，不得卧，惊悸悲伤，瘛疭癫疾，五痫风痹，头颈肩背痛，耳聋，目锐眦痛，颊肿，肘臂痛不得捉物，及泻一切瘰疬疮肿瘾疹。

《神农经》云：“治咳嗽上气，风痹肘疼，可灸七壮。”

清冷渊：在肘上二寸，伸肘举臂取之。刺三分，灸三壮。

主治：诸痹痛，肩臂肘臑不能举。

《席弘赋》云："五般肘痛寻尺泽，冷渊针后即收功。"

消泺：在肩下臂外间，腋斜肘分下行。刺五分，灸五壮。一曰刺一分，灸三壮。

主治：风痹，颈项强急肿痛，寒热头痛，肩背急。

一传海南治牙疼灸此穴。

臑会一名臑髎：在臂前廉，去肩端三寸宛宛中。手阳明少阳二络之会。刺五分，灸五壮。

主治：肘臂气肿，酸痛无力不能举，项瘿气瘤，寒热瘰疬。

肩髎：在肩端臑上陷中，斜举臂取之。刺七分，灸三壮。

主治：臂重肩痛不能举。

天髎：在肩缺盆中，上毖骨际，陷者中。毖，音秘。一曰直肩井后一寸。手足少阳阳维三脉之会。刺八分，灸三壮。

主治：肩臂酸痛，缺盆痛，汗不出，胸中烦满，颈项急，寒热。

天牖：在颈大筋外，缺盆上，天容后，天柱前，完骨下，发际中，上夹耳后一寸。刺一分，留七呼，不宜补，亦不宜灸，灸即令人面肿，《资生经》云："灸一壮。"《甲乙经》云："灸三壮。"

主治：暴聋不聪，气目不明，夜梦颠倒，面无颜色，头风，面肿项强。一曰若治面肿眼合，先取谚语，后针天牖、风池，其病即瘥，若不先针谚语，其病难愈。

翳风：在耳后尖角陷中，按之引耳中。手足少阳之会。刺三分，灸七壮。

主治：耳聋，口眼㖞斜，口噤不开，脱颔肿颊，牙车急痛，暴喑不能言。一云耳红肿痛泻之，耳虚鸣补之，补多泻少。

《百证赋》云："兼听会，治耳聋气闭。"

瘛脉一名资脉：在耳本后，鸡足青络脉中。刺一分，灸三壮。《铜人》云："刺出血如豆汁，不宜多出。"一云禁灸。

主治：头风耳鸣，小儿惊痫瘛疭，呕吐泻痢无时，惊恐，目涩眵膏。

颅息：在耳后间青络脉中。刺一分，灸七壮。《甲乙经》曰：灸三壮。一曰禁刺，出血多则杀人。

主治：耳鸣喘息，小儿呕吐，瘛疭惊恐发痫，身热头痛，不得卧，聤耳肿流脓汁。

《百证赋》云："痓病非颅息不愈。"

角孙：在耳廓中间，上发际下，开口有空。手太阳，手足少阳三脉之会。《甲乙经》手太阳作手阳明。《寒热病篇》曰："足太阳有入颃遍齿者，名曰角孙。"则足太阳脉亦会于此。刺三分，灸三壮。

主治：目生翳，齿龈肿不能嚼，唇吻燥，颈项强。一云堪治耳齿之病。

耳门：在耳前起肉，当耳缺处陷中。刺三分，留三呼，灸三壮。一云禁灸。

主治：耳聋聤耳脓汁，耳生疮，齿龋唇吻强。

《席弘赋》云："但患伤寒，两耳聋，耳门听会疾如风。"

《百证赋》云："兼丝竹孔，能住牙疼于顷刻。"

《天星秘诀》云："耳鸣腰痛先五会，后此穴及三里。"

和髎：耳前兑发下横动脉。手足少阳、手太阳三脉之会。刺三分，灸三壮。一曰灸之目盲。

主治：头痛耳鸣，牙车引急，颈项肿，口僻瘈疭。

丝竹空一名目髎：在眉后陷中。《甲乙经》曰："足少阳脉气所发。"刺三分，留三呼，禁灸，灸之不幸，令人目小及盲。

主治：头痛目赤目眩，视物䀮䀮，拳毛倒睫，风痫戴眼，发狂吐涎沫，偏正头风。

《神农经》云："治头风宜出血。"

《百证赋》云："兼耳门能治牙疼于顷刻。"

《通玄赋》云："治偏头痛难忍。"

一传主眼赤痛，针一分出血。

类经图翼

八卷　经络六

（明）张景岳著

足少阳胆经穴

胆经穴歌

足少阳经瞳子髎，四十四穴行迢迢。

听会客主颔厌集，悬颅悬厘曲鬓翘。

率谷天冲浮白次，窍阴完骨本神至。

阳白临泣开目窗，正营承灵脑空是。

风池肩井渊腋长，辄筋日月京门乡。

带脉五枢维道续，居髎环跳下中渎。

阳关阳陵复阳交，外丘光明阳辅高。

悬钟丘墟足临泣，地五侠溪窍阴毕。

瞳子髎一名太阳，一名前关：在目外去眦五分。手太阳，手足少阳三脉之会。刺三分，灸三壮。

主治：头痛目痒，外眦赤痛，翳膜青盲，远视㨡㨡，泪出多眵。

一云兼少泽，能治妇人乳肿。

听会一名听河，一名后关：在耳前陷中，客主人下一寸，动脉宛宛中，去耳珠下开口有空，侧卧张口取之。刺四分，灸三壮。

主治：耳聋耳鸣，牙车脱臼齿痛，中风瘛疭歪斜。

《玉龙赋》云："治耳聋腮肿。"

《席弘赋》云："耳聋针听会，更泻迎香功如神。"又云："兼金门，治伤寒两耳聋。"

《百证赋》云："兼翳风，治耳聋气闭。"

客主人一名上关：在耳前起骨上廉，开口有空，侧卧张口取之。手足少阳、足阳明三脉之会。《本输篇》曰刺之则"呿不能欠"者，即此穴。刺一分，留七呼，灸三壮。《甲乙经》曰："刺太深，令人耳无闻。"一曰禁刺，一曰刺上关不得深，下关不得久。

主治：口眼偏斜，耳聋耳鸣，瘄耳，目眩齿痛，瘛疭，口噤不能嚼物。

颔厌：在耳前曲角颞颥上廉。即脑空之上。手足少阳、足阳明之会。刺三分，留七呼，灸三壮。《气府论》注曰："刺深令人耳无所闻。"

主治：头风，偏头颈项俱痛，目眩耳鸣，多嚏，惊痫历节风汗出。

《百证赋》云："兼悬颅，治偏头痛。"

悬颅：在耳前曲角上颞颥之中。《寒热病篇》曰："足阳明有挟鼻入于面者，名曰悬颅。"是此为足少阳阳明之会，故《气府论》注为足阳明脉气所发。刺三分，留三呼，灸三壮。

主治：头痛齿痛，偏头痛引目，热病汗不出。

《百证赋》云："兼颔厌，治偏头痛。"

悬厘：在耳前曲角上，颞颥下廉。手足少阳、阳明四脉之会。刺三分，留七呼，灸三壮。

主治：偏头痛面肿，目锐眦痛，热病，烦心，汗不出。

曲鬓：在耳上入发际曲隅陷中，鼓颔有空。足太阳、少阳之会。刺三分，灸三壮。

主治：颔颊引牙车不得开，口噤难言，项强不得顾，头角痛，巅风目眇。

率谷：在耳上入发际一寸半陷中，嚼牙取之。足太阳、少阳之会。刺三分，灸三壮。

主治：脑痛，两头角痛，胃膈寒痰，烦闷呕吐，酒后皮风肤肿。

《神农经》云："治头风两角疼痛，可灸三壮至五壮。小儿急慢惊风，灸三壮，炷如小麦。"

天冲：在耳后入发际二寸。一曰在耳上，如前三分。足太阳、少阳之会。刺三分，灸三壮。

主治：癫疾风痉，牙龈肿，惊恐头痛。

《百证赋》云："兼大横，治反张悲哭。"

浮白：在耳后入发际一寸。足太阳、少阳之会。刺三分，灸三壮。

主治：咳逆，胸满喉痹，耳聋齿痛，项瘿痰沫，不得喘息，肩臂不举，足不能行。

《百证赋》云："专治瘿气。"

一传治眼目四时疼痛，头风痛。

窍阴一名枕骨：在完骨上，枕骨下，摇动有空。足少阳、太阳之会。刺三分，灸三壮。

主治：四肢转筋，目痛，头项痛，耳鸣，痛疽发热，手足烦热汗不出，咳逆喉痹，舌强胁痛口苦。

完骨：在耳后入发际四分。足太阳、少阳之会。刺三分，留七呼，灸三壮。

主治：头痛头风，耳鸣齿龋，牙车急，口眼㖞斜，喉痹颊肿，瘿疾便赤，足痿不收。

本神：在曲差旁一寸五分，一曰直耳上入发际四分。足少阳、阳维之会。刺三分，灸七壮。

主治：惊痫吐沫，目眩，项强急痛，胸胁相引，不得转侧，偏风癫疾。

《百证赋》云："兼身柱，治癫疾效。"

阳白：在眉上一寸直瞳子。《甲乙经》曰："足少阳、阳维之会。"《气府论》王氏注曰："足阳明、阴维二脉之会。刺二分，灸三壮。"

主治：头痛，目昏，多眵，背寒栗，重衣不得温。

临泣：在目上直入发际五分陷中，正晴取之。足太阳、少阳、阳维三脉之会。刺三分，留七呼，灸七壮。一曰禁灸。

主治：鼻塞，目眩生翳，眵睚冷泪，眼目诸疾，惊痫反视，猝暴中风不识人，胁下痛，疟疾日西发。

《百证赋》云："兼头维，可治目中泪出。"

目窗一名至荣：在临泣后一寸。足少阳、阳维之会。刺三分，灸五壮。

主治：头目眩痛引外眦，远视不明，面肿，寒热汗不出。

正营：在目窗后一寸。足少阳、阳维之会。刺三分，灸三壮。

主治：头痛目眩，齿龋痛，唇吻强急。

承灵：在正营后一寸五分。足少阳、阳维之会。刺三分，灸五壮。一曰禁针。

主治：脑风头痛，恶风，鼻窒不通。

脑空一名颞颥：在承灵后一寸五分，夹玉枕骨下陷中，《气府论》王氏注曰："夹枕骨后枕骨上。"足少阳、阳维之会。刺四分，灸五壮。

主治：劳瘵，身热羸瘦，脑风头痛不可忍，项强不得顾，目瞑鼻衄，耳聋，惊悸癫风，引目眇鼻痛。昔魏公苦患头风，发即心乱目眩，华佗刺此立愈。

风池：在耳后颞颥后，脑空下发际陷中，按之引耳。一云耳后陷中，后发际大筋外廉。足少阳、阳维之会。刺四分，受三壮、七壮，炷不用大。

主治：中风，偏正头痛，伤寒热病汗不出，痎疟，颈项如拔，痛不得回，目眩赤痛泪出，䏈䐹耳聋，腰背俱痛，伛偻引项，筋力不收，脚弱无力。

《千金》云："治瘿气，灸百壮。"

《太乙歌》云："兼环跳、间使，治疟疾。"又云："兼风府取之，治伤寒。"

《玉龙赋》云："兼绝骨，可疗伛偻。"

《席弘赋》云："寻到风府、风池，治伤寒百病。"

《通玄赋》云："头晕目眩觅风池。"

《捷经》云："治温病烦满汗不出。"

一传治中风不语，牙关紧闭，汤水不能入口。

肩井一名膊井：在肩上陷解中，缺盆上大骨前一寸半，以三指按取之，当中指下陷者中。手足少阳、足阳明、阳维之会。刺五分，灸三壮，孕妇禁针。一曰此足阳明之会，连五脏气，若刺深令人闷倒，速补三里，须臾平复。凡针肩井者，皆以三里下其气。一曰此脏气所聚之处，不宜补。

主治：中风气塞，涎上不语，气逆，五劳七伤，头项颈痛，臂不能举，或因扑伤腰痛，脚气上攻，若妇人难产堕胎后手足厥逆，针之立愈，若灸更胜。

《千金》云："凡产难针两肩井一寸，泻之，须臾即生。"又云："臂重不举，灸随年壮，至百壮，刺五分补之。"又"治卒忤，灸百壮"。又"治上气咳逆短气，风劳百病，灸二百壮"。又"灸瘰疬，随年壮"。

《席弘赋》云："针肩井，须针三里，方可便气调。"

《百证赋》云："治乳痈极效。"

《通玄赋》云："除两臂之不胜。"

《标幽赋》云："兼曲池、甄权刺臂痛而复射。"

《天星秘诀》云："兼三里、阳陵，治脚气酸痛"。

渊腋一名泉腋：在腋下三寸宛宛中，举臂取之。刺三分，禁灸，灸之不幸，生肿蚀马刀疡，内溃者死。

主治：寒热马刀疡，胸满无力，臂不举。

辄筋：在腋下三寸，复前行一寸着胁。刺六分，灸三壮。

主治：太息多唾善悲，言语不正，四肢不收，呕吐宿汁，吞酸，胸中暴满，不得卧。

日月一名神光：在期门下五分。《气府论》注曰："在第三肋端，横直心蔽骨旁各同身寸之二寸五分，上直两乳。胆之募也。足太阴、少阳、阳维之会。刺七分，灸五壮。"

主治：太息善悲，小腹热，欲走多唾，言语不正，四肢不收。

《千金》云："呕吐宿汁吞酸，灸神光百壮，三报之。"

京门一名气俞，一名气府：在监骨腰中季胁本夹脊。一云在脐上五分，旁九寸半，季肋本夹脊，倒卧，屈上足，伸下足，举臂取之。肾之募也。刺三分，留七呼，灸三壮。一云刺八分。

主治：肠鸣洞泄，水道不利，小腹急痛，寒热膜胀，肩背腰髀引痛，不得俯仰久立。

带脉：在季肋下一寸八分陷中，一云在脐旁八寸半，肥人九寸，瘦人八寸，如带绕身，管束诸经。足少阳带脉之会。刺六分，灸五壮。

主治：腰腹纵水状，妇人小腹痛急，瘕疝，月经不调，带下赤白，两肋气引背痛。

《玉龙赋》云："合关元，多灸，堪攻肾败。"

五枢：在带脉下三寸，一曰在水道旁一寸半陷中。足少阳带脉之会。刺一寸，灸五壮。

主治：疝癖，小肠膀胱气，攻两肋小腹痛，腰腿痛，阴疝睾丸上入腹，妇人赤白带下。

《玉龙赋》云："兼背缝，治肩脊痛。"

维道一名外枢：在章门下五寸三分，一曰在中极旁八寸五分。足少阳带脉之会。刺八分，灸三壮。

主治：呕逆不止，三焦不调，不食，水肿。

居髎：在章门下八寸三分，监骨上陷中。足少阳、阳跷之会。刺八分，灸三壮。

主治：肩引胸臂挛急不得举，腰引小腹痛。

《玉龙赋》云："兼环跳、委中，治腿风湿痛。"

环跳： 在髀枢中，侧卧，伸下足，屈上足取之。足少阳太阳之会。刺一寸，留十呼，灸三壮。《甲乙经》云："留二十呼，灸五十壮。"

主治：冷风湿痹不仁，胸胁相引，半身不遂，腰胯酸痛，膝不得伸，遍身风疹。

《太乙歌》云："兼风池、间使，能除冷风膝痹并疟疾。"

《玉龙赋》云："兼居髎、委中，治腿风湿痛。"

《天星秘诀》云："兼阳陵，治冷风湿痹。"

《百证赋》云："兼后溪，刺腿痛。"

《标幽赋》云："中风宜刺此。"又云："华佗兼绝骨，刺躄足而立行。"

《席弘赋》云："兼腰俞，用烧针，治冷风冷痹。"

《千金十一穴》云："兼阳陵，治膝间并腋胁病。"

马丹阳《天星十二穴》云："能针偏废躯，折腰莫能顾，冷风并湿痹，身体似绳拘，腿胯连腨痛，屈转重欷歔。若人能针灸，顷刻病消除。"《增治法》云："治偏风半身不遂，胸胁相引，急痛不能屈伸。"

中渎： 在髀骨外，膝上五寸分肉间陷中。足少阳络，别走厥阴。刺五分，留七呼，灸五壮。

主治：寒气客于分肉间，攻痛上下，筋痹不仁。

阳关： 在阳陵泉上三寸，犊鼻外陷中。刺五分，禁灸。

主治：风痹不仁，股膝冷痛，不可屈伸。

阳陵泉：在膝下一寸外廉陷中，尖骨前筋骨间，蹲坐取之。足少阳所入为合。为筋之会。刺六分，留十呼，灸七壮至七七壮。

主治：偏风，半身不遂，足膝冷痹不仁，无血色，脚气筋挛。

《神农经》云："治足膝冷痹不仁，屈伸不得，半身不遂，胁肋疼痛，可灸十四壮至二十一壮。"

《玉龙赋》云："兼阴陵，驱膝肿之难消。"

《席弘赋》云："专治膝间疼痛，宜用针烧。"又云："脚痛膝肿，针三里。又须绝骨、二陵、三阴交，更兼太冲以行气。"

《百证赋》云："远达曲池，治半身不遂。"

《通玄赋》云："治胁下肋边疾。"

《天星秘诀》云："兼环跳，治冷风湿痹。"又云："兼肩井、三里，治脚气酸痛。"

《千金十一穴》云："环跳与阳陵，治膝前兼腋胁病。"

马丹阳《天星十二穴》云："治膝肿并麻木，冷痹及偏风。起坐腰背重，面肿满胸中。举足不能起，坐卧似衰翁。刺入六分止，神功妙不同。"

《增治法》云："治筋软、筋缩、筋疼，寒热头疼，口舌咽喉中及头面肿，胸胁胀满，心中怵惕，此为筋会，故治筋病。"

阳交一名别阳，一名足髎：在足外踝上七寸，斜属三阳分肉间，阳维之郄。刺六分，留七呼，灸三壮。

主治：胸满喉痹，膝痛，足不仁，寒厥，惊狂面肿。

外丘：在外踝上七寸。《甲乙经》曰："足少阳郄。"刺三分，灸三壮。

主治：颈项痛，胸满，瘘痹癫风，恶犬伤毒不出。

《百证赋》云："能收大肠。"

光明：在外踝上五寸。足少阳络，别走厥阳。刺六分，留七呼，灸五壮。

主治：热病汗不出，猝狂啮颊，淫泺，胫胻痛，不能久立。虚则痿痹偏细，坐不能起；实则足胻热膝痛，身体不仁。

《席弘赋》云："睛明治眼未效时，合谷、光明不可缺。"

《标幽赋》云："兼地五会，治眼痒痛。"

阳辅一名分肉：在足外踝上，除骨四寸，辅骨前绝骨端如前三分，《刺腰痛篇》注曰："如后二分，去丘墟七寸，筋肉分间。"《气穴论》注曰："阳维脉气所发。"足少阳所行为经。刺三分，留七呼，灸三壮。

主治：腰溶溶如水浸，膝下肤肿筋挛，百节酸疼痿痹，马刀厥逆，头项痛，喉痹，汗不出，及汗出振寒痎疟，腰胻酸痛，不能行立。

《神农经》云："治膝胫酸疼，偏风不随，可灸十四壮。"

悬钟一名绝骨：在足外踝上三寸，当骨尖前动脉中，寻按取之，《针灸经》曰："寻摸尖骨者，乃是绝骨两分开，为足三阳之大络，按之阳明脉绝乃取之。"为髓之会。刺六分，留七呼，灸五壮。

主治：心腹胀满，胃热不食，喉痹咳逆，头疽中风虚劳，颈项痛，手足不收，腰膝痛，脚气筋骨挛。

《玉龙赋》云："兼三里、阴交，治连延脚气。"又云："兼风池，疗伛偻。"

《席弘赋》云："脚气膝肿针三里，又须此穴兼二陵，三阴交，及太冲行气。"

《标幽赋》云："兼环跳，华佗刺躄足而立行。"

《天星秘诀》云："兼条口、冲阳，治足缓难行。"

丘墟：在足外踝下如前陷中，去临泣三寸。足少阳所过为原。刺五分，留七呼，灸三壮。

主治：胸胁满痛不得息，寒热，目生翳膜，颈肿，久疟振寒，痿厥，腰腿酸痛，髀枢中痛，转筋足胫偏细，小腹坚猝疝。

《神农经》云："治胁下痛不得息，小腹肾痛，脚腕疼，可灸七壮。"

《玉龙赋》云："兼商丘、解溪，堪追脚痛。"

《灵光赋》云："髀枢疼痛，泻丘墟。"

《百证赋》云："兼金门，能医转筋。"

临泣：在足小趾次趾本节后间陷中，去侠溪一寸五分。足少阳所注为输。刺二分，留五呼，灸三壮。

主治：胸满气喘，目眩心痛，缺盆中及腋下马刀疡，痹痛无常，厥逆，痎疟日西发者，淫泺胻酸，洒淅振寒，妇人月经不利，季胁支满乳痛。

一云木有余者宜泻此，或兼阳辅，使火虚而木自平。

《千金》云："颈漏腋下马刀，灸百壮。"

《玉龙赋》云："兼内庭，能理小腹之膜。"

《捷经》云："治足跗肿痛不消，手足麻痹不知痛痒，手中颤掉不能握物行动，手足指拘挛疼痛，足心、足踝、足跗、膝胻，发热或为红肿，两手发热，臂膊痛连肩背，腰脊腿胯疼痛，白虎历节走注游风疼痛，浮风浑身瘙痒，头项红肿强痛，肾虚挫闪，腰痛举动艰难，诸虚百损，湿滞四肢，行动无力，胁下肝积气块刺痛。""以上诸证，先以临泣为主，后随证分穴治之。"

地五会：在足小趾次趾本节后陷中，去侠溪一寸。刺一分，禁灸。《甲乙经》曰："灸之令人瘦，不出三年死。"

主治：腋痛，内损吐血，足外无膏脂，乳痛。

《席弘赋》云："兼三里，治耳内蝉鸣腰欲折。"

《标幽赋》云："兼光明，治眼痒眼痛。"

《天星秘诀》云："耳内蝉鸣先五会，次针耳门三里内。"

侠溪：在足小趾次趾本节前岐骨间陷中。足少阳所溜为荥。刺三分，留三呼，灸三壮。

主治：胸胁支满，寒热病汗不出，目赤颔肿，胸痛耳聋。

《百证赋》云："兼阳谷，治颔肿口噤。"

窍阴：在足小趾次趾端，去爪甲如韭叶。足少阳所出为井。刺一分，留三呼，灸三壮。

主治：胁痛咳逆不得息，手足烦热，汗不出，痛疽口干，头痛喉痹，舌强耳聋，转筋肘不能举。

足厥阴肝经穴

肝经穴歌

足厥阴经一十四，大敦行间太冲是。

中封蠡沟伴中都，膝关曲泉阴包次。

五里阴廉上急脉，章门才过期门至。

大敦：在足大趾端，去爪甲如韭叶及三毛中。一云内侧为隐白，外侧为大敦。足厥阴所出为井。刺二分，留十呼，灸三壮。

主治：猝心痛，汗出腹胀肿满，中热喜寐，五淋七疝，小便频数不禁，阴痛引小腹，阴挺出，血崩，尸厥如死。病左取右，病右取左，孕妇产前产后，皆不宜灸。一云凡疝气腹胀足肿者，皆宜灸之，以泄肝木，而脾胃之土自安。

《玉龙赋》云："兼期门，能治坚痃疝气。"

《千金》云："大便难，灸四壮。"又"治五淋，灸三十壮"。又"失尿不禁，灸七壮，小儿灸一壮"。又"尿血，灸随年壮"。

《百证赋》云："兼照海，善蠲寒证。"

《席弘赋》云："大便秘结，宜烧此。"

《通玄赋》云："能除七疝之偏坠。"

《天星秘诀》云："兼长强，治小肠气痛。"

《乾坤生意》云："兼三阴交，治小肠气痛。"又"治一切冷气，连脐腹结痛，小便遗尿"。

行间：在足大趾动脉应手陷中。一云在足大趾次趾岐骨间，上下有筋，前后有小骨尖，其穴正居陷中，有动脉应手。足厥阴所溜为荥。刺三分，留十呼，灸三壮。

主治：呕逆咳血，心胸痛，腹胁胀，色苍苍如死状，终日不得息，中风口㖞四逆，嗌干烦渴，瞑不欲视，目中泪出，太息，癫疾短气，肝积肥气，痎疟洞泄，遗尿癃闭，崩漏白浊，寒疝少腹肿，腰痛不可俯仰，小儿惊风。一曰主便赤尿难白浊，胸背心腹胀痛，泻行间火而热自清，木气自下。

《神农经》云："治小腹胀，心疼，寒湿肺气，可灸七壮。"

《千金》云："小儿重舌，灸行间，随年壮。"又"茎中痛，灸五十壮"。又"失尿不禁，灸七壮"。

《百证赋》云："兼睛明，可治雀目汗气。"又云："兼涌泉，疗消渴。”

《通玄赋》云：“治膝肿腰疼。”

《捷经》云：“兼膻中、水分、关元、三里、三阴交，治血蛊。”

太冲：在足大趾本节后二寸，一云一寸五分。内间陷者中，动脉应手。一云在足大趾本节后，行间上二寸，内间有络亘连至地五会二寸骨罅间，动脉应手陷中。足厥阴所注为输，即原也。刺三分，留十呼，灸三壮。

主治：虚劳呕血，恐惧气不足，呕逆发寒，肝疟令人腰痛，嗌干胸胁支满，太息浮肿，小腹满，腰引少腹痛，足寒，或大小便难，阴痛遗溺溏泄，小便淋癃，小腹疝气，腋下马刀疡瘘，胻酸踝痛，女子月水不通，或漏血不止，小儿猝疝。

《神农经》云：“治寒湿脚气痛，行步难，可灸三壮。”

《千金》云：“产后出汗不止，刺太冲急补之。”又云：“凡上气冷发，呕逆不食，腹中雷鸣，不限壮数，从痛灸至不痛止，炷如雀矢。”又“治气短下气，灸五十壮，此穴并主肺痿”。又“治不得尿，灸五十壮”。又“治虚劳浮肿，灸百壮”。

《席弘赋》云：“兼合谷，治并连肩脊痛难忍。”又“兼百会、照海、阴交，治咽喉疾”。又“治脚痛膝肿，针三里、悬钟、三阴交、二陵，更向太冲引气”。

《标幽赋》云：“能除心胀咽痛。”

《通玄赋》云："治行步难移最奇。"

马丹阳《天星十二穴》云："能治生死病，能医惊痫风，咽喉并心胀，两足不能动，七疝偏堕肿，眼目似云蒙，亦能疗腰痛，针下有神功。"

中封—名悬泉：在足内踝前一寸，筋里宛宛中。一云在内踝前一寸，斜行小脉上，贴足腕上大筋陷中，仰足取之。足厥阴所行为经。刺四分，留七呼，灸三壮。《千金》云："五十壮。"

主治：痎疟，色苍苍然善太息，如将死状，振寒溲白，大便难，小腹肿痛五淋，足厥冷不嗜食，身体不仁，寒疝痿厥筋挛，失精，阴缩入腹相引痛，或身微热。一云能止汗出。

《千金》云："梦泄遗精阴缩，灸五十壮。"又"治五淋不得尿，灸二七壮"。又"治鼓胀，灸二百壮"。又"治瘿气，灸随年壮"。

《玉龙赋》云："合三里，治行步艰楚。"

蠡沟—名交仪：在足内踝上五寸。足厥阴络，别走少阳。刺二分，留三呼，灸三壮。

主治：疝痛，小腹满痛，癃闭脐下积气如石，数噫，恐悸少气，足胫寒酸，屈伸难，腰背拘急，不可俯仰，月经不调，尿下赤白。

中都—名中郄：在足内踝上七寸，当胻骨中，与少阴相直。足厥阴郄。刺三分，留六呼，灸五壮。

主治：肠癖痔疝小腹痛，湿痹，足热胫寒，不能行立，妇人崩中，产后恶露不绝。

膝关：在犊鼻下二寸旁陷者中。刺四分，灸五壮。

主治：风痹，膝内肿痛引膑，不可屈伸，及寒湿走注，白虎历节风痛，不能举动，咽喉中痛。

曲泉：在膝内辅骨下，大筋上、小筋下陷中，屈膝横纹头取之。足厥阴所入为合，刺六分，留七呼，灸三壮。

主治：痔疝阴股痛，小便难，少气，泄痢脓血，腹胁支满，膝痛筋挛，四肢不举，不可屈伸，风劳失精，身体极痛，膝胫冷，阴茎痛，实则身热目痛，汗不出，目䀮䀮，发狂衄血喘呼，痛引咽喉，女子阴挺出，少腹痛，阴痒血瘕。

《千金》云："男子失精，膝胫冷疼，灸百壮。"

《席弘赋》云："兼照海、阴交，更求气海、关元同泻，治七疝、小腹痛神效。"

阴包：在膝上四寸，股内廉两筋间，蜷足取之，看膝内侧有槽者中，足厥阴别走者。刺六分，灸三壮、七壮。

主治：腰尻引小腹痛，小便难，遗尿，月水不调。

五里：在气冲下三寸，阴股中动脉应手。《千金翼》曰："在阴廉下二寸。"刺六分，灸五壮。

主治：肠风热闭不得尿，风劳嗜卧，四肢不能举。

阴廉：在羊矢下斜里三分直上，去气冲二寸，动脉陷中。羊矢，在阴旁股内约纹缝中，皮肉间有核如羊矢。刺八分，留三呼，灸三壮。

主治：妇人不妊，若经不调，未有孕者，灸三壮即有子。

急脉：《气府论》曰："厥阴毛中急脉各一。"王氏注曰："在阴毛中，阴上两旁相去同身寸之二寸半，按之隐指坚然，甚按则痛引上下。其左者中寒，则上引少腹，下引阴丸，善为痛，为小腹急中寒。此两脉皆厥阴之大络通行其中，故曰厥阴急脉，即睾之系也。可灸而不可刺。病疝小腹痛者，即可灸之。"

【按】此穴自《甲乙经》以下诸书皆无，是遗误也。《经脉篇》曰："足厥阴循股阴入毛中，过阴器。"又曰："其别者，循胫上睾结于茎。"然此实厥阴之正脉，而会于阳明者也，今增入之。

章门一名长平，一名胁髎：在大横外直脐季肋端，侧卧屈上足伸下足，举臂取之。一云肘尖尽处是穴。一云在脐上一寸八分，两旁各八寸半季肋端。一云在脐上二寸，两旁各六寸，寸法以胸前两乳间横折八寸约取之。脾之募也。为脏之会。足厥阴少阳之会。刺六分，留六呼，灸三壮。一云百壮。

主治：两胁积气如卵石，鼓胀肠鸣，食不化，胸胁痛，烦热支满，呕吐咳喘不得卧，腰脊冷痛不得转侧，肩臂不举，伤饱身黄，瘦弱泄泻，四肢懈惰，善恐，少气厥逆。

《难疏》曰："脏会季肋，脏病治此。"

《千金》云："奔豚积聚，坚满胀痛，吐逆不下食，腰脊冷疼，小便白浊，灸脾募百壮，三报之。"又"治狂走癫痫，灸三十壮"。又"尿血，灸百壮"。又"治石水，灸然谷、气冲、四满、章门"。

《百证赋》云："治胸胁支满。"

一传治久泻不止，癖块胀疼。

期门：在不容旁一寸五分，上直乳，第二肋端。肝之募也。足厥阴、大阴，阴维之会。刺四分，灸五壮、七壮。

主治：伤寒，胸中烦热，奔豚上下，目青而呕，霍乱泻痢，腹硬胸胁积痛支满，呕酸善噫，食不下，喘不得卧。一妇人患伤寒热入血室，医者不识，许学士曰："小柴胡已迟，当刺期门。予不能针，请善针者针之。"如言而愈。

《千金》云："主奔豚，灸百壮。上气咳逆，胸满痛彻胸背，灸巨阙、期门各五十壮。"

《玉龙赋》云："兼大敦，能治坚疝疝气。"

《席弘赋》云："期门穴主伤寒患，六日过经犹未汗，但向乳根二肋间，又治妇人生产难。"

《百证赋》云："兼温溜，治伤寒项强。"

《通玄赋》云："期门退胸满，血膨而可止。"

《天星秘诀》云："兼三里，治伤寒过经不出汗。"

《捷经》云："治产后噎。"

任脉穴

任脉穴歌

任脉中行二十四，会阴潜伏两阴间。

曲骨之前中极在，关元石门气海边。

阴交神阙水分处，下脘建里中脘前。

上脘巨阙连鸠尾，中庭膻中玉堂里。

紫宫华盖运璇玑，天突廉泉承浆止。

会阴一名屏翳：在大便前，小便后，两阴之间。任脉别络，侠督脉、冲脉之会。一云任、督、冲三脉所起，任由此而行腹，督由此而行背，冲由此而行少阴之分。刺二寸，留三呼，灸三壮。一曰禁刺，惟猝死者针一寸补之，溺死者令人倒驮出水，用针补之，尿屎出则活，余不可针。

主治：阴汗阴中诸病，前后相引痛，不得大小便，谷道病久痔相通，男子阴寒冲心，女子阴门痛，经不通。

一传治妇人产后昏迷不省人事。

曲骨：在横骨上，中极下一寸，毛际陷中动脉。任脉足厥阴之会。刺一寸五分，留七呼，灸三壮。一曰刺八分，灸七壮，至七七壮。

主治：小腹胀满，水肿，小便淋涩，血癥痃疝，小腹

类经图翼

痛，失精虚冷，妇人赤白带下。

《千金》云："水肿胀，灸百壮。"

中极一名玉泉，一名气原：在脐下四寸。膀胱募也。足三阴任脉之会。刺八分，留十呼，灸三壮。一日可灸百壮，至三百壮。孕妇不可灸。

主治：阳气虚惫，冷气时上冲心，尸厥恍惚，失精无子，腹中脐下结块，水肿奔豚，疝瘕五淋，小便赤涩不利，妇人下元虚冷，血崩白浊，因产恶露不行，胎衣不下，经闭不通，血积成块，子门肿痛，转脬不得小便。

《神农经》云："治血结成块，月水不调，产后恶露不止，脐下积聚疼痛，血崩不止，可灸十四壮。"

《太乙歌》云："兼气海、中极、三里，刺治小腹便澼。"

《千金》云："妊不成，数堕落，灸玉泉五十壮，三报之。"又云："为妇人断绪最要穴。"又云："腹胀水肿坚满，灸百壮。"又云："腰痛，小便不利转胞，灸七壮。"

关元一名次门，一名下纪：在脐下三寸。此穴当人身上下四旁之中，故又名大中极，乃男子藏精、女子蓄血之处，小肠募也。足三阴、阳明、任脉之会。刺八分，留七呼，灸七壮。《甲乙经》云："刺二寸。"《气府论》注曰："刺一寸二分。"一日可灸百壮至三百壮。《千金》曰："妇人刺之则无子。"

主治：积冷，诸虚百损，脐下绞痛，渐入阴中，冷气入腹，少腹奔豚，夜梦遗精，白浊，五淋七疝，溲血，小便赤涩，遗沥，转胞不得尿，妇人带下瘕聚，经水不通不妊，或妊娠下血，或产后恶露不止，或血冷月经断绝。一云但是积冷虚乏皆宜灸，孕妇不可针，针之则落胎，如不落，更针昆仑则立坠。一云治阴证伤寒，及小便多，妇人赤白带下，俱当灸此，多者千余壮，少亦不下二三百壮，活人多矣。然须频次灸之，仍下兼三里，故曰："若要丹田安，三里不会干。"

《神农经》云："治痃癖气痛，可灸二十一壮。"

《千金》云："治瘕癖，灸五十壮。"又"久痢百治不瘥，灸三百壮，分十日灸之，并治冷痢腹痛，及脐下结痛，流入阴中，发作无时，仍灸天井百壮"。又"治霍乱，灸三十七壮"。又"治气淋石淋癃疝，及脐下三十六种疾，灸五十壮至百壮"。又云："胞门闭塞绝子，灸关元三十壮报之"。

《玉龙赋》云："合涌泉、丰隆，为治尸劳之例。"又云："兼带脉，多灸，堪攻肾败。"

《席弘赋》云："治小便不禁。"又云："兼照海、阴交、曲泉、气海同泻，治七疝痛如神。"

《百证赋》云："无子收阴交石关之乡。"

一传治妇人产后血气痛，子宫不成胎。

石门 一名命门，一名丹田，一名精露，一名利机：在脐下二寸。三焦募也。刺六分，留七呼，灸五壮。一曰灸二七壮至百壮。一云不宜多灸，令人败伤。妇人禁刺灸，犯之终绝孕。

主治：腹胀坚硬，水肿支满，气淋小便黄赤不利，小腹痛，泄泻不止，身寒热，咳逆上气呕血，猝疝疼痛，妇人因产恶露不止，遂结成块，崩中漏下血淋。

《千金》云："大肠闭塞，气结心下坚满，灸百壮。"又"治少腹绞痛，泄痢不止，灸丹田百壮，三报之"。又"治血淋，灸随年壮"。又"治水肿人中满，灸百壮"。

一传欲绝产，灸脐下二寸三分，阴动脉中三壮。

气海一名脖胦，一名下肓：在脐下一寸半宛宛中。肓之原也，为男子生气之海。刺八分，灸五壮。《甲乙经》曰："刺一寸三分。"一曰灸百壮。孕妇不可灸。

主治：下焦虚冷，上冲心腹，或为呕吐不止，或阳虚不足，惊恐不卧，奔豚七疝，小肠膀胱癥瘕结块，状为覆杯，脐下冷气，阳脱欲死，阴证伤寒，卵缩，四肢厥冷，小便赤涩，羸瘦白浊，妇人赤白带下，月事不调，产后恶露不止，绕脐疗痛，小儿遗尿。一云治猝厥，厥气上攻两胁心下痛，奄奄欲绝，此名奔豚，先以热汤洗两足浸良久，灸百壮。此气海也，凡脏气惫，一切真气不足，久疾不瘥者，悉皆灸之。

《千金》云："治水泄痢及小腹癥积腹胀，妇人癥聚瘠瘦，灸气海百壮，三报之。"

《玉龙赋》云："兼璇玑，治疟羸喘促。"

《席弘赋》云："治五淋，须更针三里。"又"兼水分，治水肿"。又"兼照海、阴交、曲泉、关元同泻，治七疝小腹痛如神"。

《百证赋》云："针三阴与气海，专司白浊久遗精。"

《灵光赋》云："兼血海，疗五淋。"

一传治小肠气痛，伤寒腹痛，气胀水鼓黄肿，四时宜多灸。

昔柳公度曰："吾养生无他术，但不使元气佐喜怒，使气海常温尔。今人既不能不以元气佐喜怒，若能时灸气海使温，亦其次也。予旧多病，常若气短，医者教灸气海，气遂不促，自是每岁一二次灸之，出以气怯故也。"

阴交一名少关，一名黄户：在脐下一寸。一曰当膀胱上际。三焦募也。任、冲、少阴之会。刺八分，灸五壮。一曰灸百壮。孕妇不可灸。

主治：冲脉生病，从少腹冲心而痛，不得小便，疝痛阴汗湿痒，奔豚，腰膝拘挛，妇人月事不调，崩中带下，阴痒，产后恶露不止，绕脐冷痛。

《神农经》云："治脐下冷疼，可灸二十一壮。"

《千金》云："大小便不通，灸三壮。转胞，灸随年壮。"又"治水肿气上下，灸百壮"。

《玉龙赋》云："兼三里、水分，治鼓胀。"

《席弘赋》云："兼照海、曲泉、关元、气海同泻，治七疝小腹痛如神。"又云："治小肠气撮痛连脐，急泻此穴，更于涌泉取气甚妙。"又云："兼百会、太冲、照海，治咽喉疾。"

《标幽赋》云："阴交阳别定血晕。"

《百证赋》云："兼三里，治中邪霍乱。"又云："无子取阴交、石关之乡。"

一传治腹内风寒走痛胀疼。

神阙一名气舍：当脐中。灸三壮。禁刺，刺之令人恶疡溃矢，死不治。一曰纳炒干净盐满脐，上加厚姜一片盖定，灸百壮，或以川椒代盐亦妙。

主治：阴证伤寒中风，不省人事，腹中虚冷伤惫，肠鸣泄泻不止，水肿鼓胀，小儿乳痢不止，腹大风痫，角弓反张，脱肛。妇人血冷不受胎者，灸此永不脱胎。此穴在诸家俱不言灸，只云禁针。《铜人》云："宜灸百壮，有徐伻者，猝中不省，得桃源簿为灸脐中百壮始苏。更数月复不起。"郑纠云有一亲猝中风，医者为灸五百壮而苏，后年逾八十。向使徐伻灸至三五百壮，安知其不永年耶？故神阙之灸，须填细盐，然后灸之，以多为良，若灸之三五百壮，不惟愈疾，亦且延年。若灸少，则时或暂愈，后恐复发，必难救矣。但夏月人神在脐，乃不宜灸。

《千金》云："纳盐脐中，灸三壮，治淋病。"又云："凡霍乱，纳盐脐中，灸二七壮，并治胀满。"

水分一名分水，一名中守：在下脘下一寸，脐上一寸。当小肠下口，至是而泌别清浊，水液入膀胱，渣滓入大肠，故曰水分。禁刺，灸五壮。《甲乙经》曰："刺一寸。"

孕妇不可灸。

主治：水病腹坚，黄肿如鼓，冲胸不得息，绕脐痛，肠鸣泄泻，小便不通，小儿陷囟。若水病胀病坚硬不能食，灸之大良，日七壮，至四百壮止，但不可刺，刺而水尽即死。

《神农经》云："腹胀水肿，可灸十四壮至二十一壮。"

《千金》云："治翻胃吐食，灸二十壮。"又治腹胀绕脐结痛坚，不能食，灸百壮。又"霍乱转筋，入腹欲死，用四人持其手足，灸四五壮自不动，即勿持之，灸至十四壮"。

《太乙歌》云："腹胀泻此，兼三里、阴谷，利水消肿。"

《玉龙赋》云："兼阴交、三里，治鼓胀。"

《百证赋》云："兼阴陵，能去水肿盈脐。"

《席弘赋》云："兼气海，治水肿。"

《天星秘诀》云："兼建里，治肚腹浮肿胀膨膨。"

下脘：在建里下一寸，脐上二寸。当胃下口，小肠上口，足太阴任脉之会。刺八分，灸五壮。一曰二七壮至百壮。孕妇不可灸。

主治：脐上厥气坚痛，腹胀满，寒谷不化，虚肿癖块连脐，瘦弱少食，翻胃，小便赤。

《灵光赋》云："兼中脘，治腹坚。"

《百证赋》云："兼陷谷，能平腹内肠鸣。"

建里：在脐上三寸，中脘下一寸。刺五分，留十呼，灸五壮。一云宜针不宜灸，孕妇尤忌之。

主治：腹胀身肿，心痛上气，肠鸣呕逆不食。

《千金》云："主霍乱肠鸣腹胀，可刺八分，泻五吸，疾出针，日灸二七壮至百壮。"

《百证赋》云："兼内关，扫尽胸中之苦闷。"

《天星秘诀》云："兼水分，治肚腹肿胀。"

中脘一名太仓，一名胃脘，一名上纪：在上脘下一寸，脐上四寸，居岐骨与脐之中。胃之募也。为腑之会。手太阳、少阳、足阳明所生，任脉之会。刺八分，灸七壮，一云二七壮至百壮，孕妇不可灸。

主治：心下胀满，伤饱食不化，五隔五噎，翻胃不食，心脾烦热疼痛，积聚痰饮面黄，伤寒饮水过多，腹胀气喘，温疟，霍乱吐泻，寒热不已。或因读书得奔豚气上攻，伏梁心下，寒癖结气，凡脾冷不可忍，心下胀满，饮食不进不化，气结疼痛雷鸣者，皆宜灸之。此为腑会，故凡腑病者当治之。

《千金》云："虚劳吐血，呕逆不下食，多饱多睡，百病，灸三百壮。"又"治胀满水肿，气聚寒冷，灸百壮，三报之"。又"治奔豚伏梁冷气，刺八分，留七呼，泻五吸，仍日灸二七至四百壮"。又"主五毒注不能食饮，灸至千壮"。又"治霍乱先腹痛，灸二七壮，不瘥，更二七壮"。又"治中恶，灸五十壮"。

《玉龙赋》云："兼腕骨，疗脾虚黄疸。"又云："合上脘，治九种心疼。"

《百证赋》云："主治积痢。"

《灵光赋》云："兼下脘，治腹坚。"

《捷经》云："治食噎。"

上脘： 在巨阙下一寸五分，去蔽骨三寸，脐上五寸。足阳明、手太阳、任脉之会。刺八分，留七呼，灸五壮。《千金》云："日灸二七壮至百壮，三报之，孕妇不可灸。"

主治：心中烦热，痛不可忍，腹中雷鸣，饮食不化，霍乱翻胃呕吐，三焦多涎，奔豚伏梁，气胀积聚，黄疸心风，惊悸呕血，身热汗不出。

《神农经》云："治心疼积块呕吐，可灸十四壮。"

《玉龙赋》云："合中脘，治九种之心疼。"

《太乙歌》云："兼丰隆，刺治心疼呕吐，伤寒吐蛔。"

《百证赋》云："合神门，治发狂奔走。"

《捷经》云："治风痫热病，蛔虫心痛。"

巨阙： 在鸠尾下一寸。心之募也。刺六分，留七呼，灸七壮。一曰刺三分，灸七七壮。

主治：上气咳逆，胸满气短，九种心疼，冷痛引小腹，蛔痛，痰饮咳嗽，霍乱腹胀，恍惚发狂，黄疸，中隔不利，烦闷猝心痛，尸厥蛊毒，息贲呕血，吐痢不止，牛痫。

《千金》云："治吐逆不下食，灸五十壮，上气胸满牵背彻痛，灸五十壮。若霍乱心痛先吐，灸二七壮，未愈再二七壮。"又"治猝忤，灸百壮"。

《神农经》云："治心腹积气，可灸十四壮。"又云："治小儿诸痫病，如口哕吐沫，可灸三壮，艾炷如小麦。"

《百证赋》云："兼刺膻中，能除隔痛饮蓄难禁。"

鸠尾一名𩩙骬，一名尾翳：在臆前蔽骨下五分，人无蔽骨者，从岐骨际下行一寸。《甲乙经》曰："一寸半，膏之原也。禁刺灸。"一云可刺三分，灸三壮，此穴大难下针，非甚妙高手，不可轻刺也。

主治：心惊悸，神气耗散，癫痫狂病。

《席弘赋》云："鸠尾能治五般痫，若下涌泉人不死。"

中庭：在膻中下一寸六分陷中，仰而取之。刺三分，灸五壮。

主治：胸胁支满，噎塞吐逆，食入还出，小儿吐乳。

膻中一名元儿，一名上气海：在玉堂下一寸六分，横两乳间陷中，仰卧取之。禁刺，灸七壮，刺之不幸，令人夭。《甲乙经》曰："刺三分。"

主治：一切上气短气，痰喘哮嗽，咳逆噫气，隔食翻胃，喉鸣气喘，肺痈呕吐涎沫脓血，妇人乳汁少。此气之会也，凡上气不下，及气噫、气隔、气痛之类，均宜灸之。

《神农经》云："上气喘咳，可灸七壮。"

《千金》云："胸痹心痛，灸百壮，上气咳逆，灸五十壮。"

《玉龙赋》云："兼天突，医喘嗽。"

《百证赋》云："兼巨阙针之，能除隔痛，蓄饮难禁。"一传治伤寒风痰壅盛。

玉堂一名玉英：在紫宫下一寸六分陷中，仰而取之。刺三分，灸五壮。一云少灸。

主治：胸膺满痛，心烦咳逆，上气喘急不得息，喉痹咽壅，水浆不入，呕吐寒痰。

《百证赋》云："兼幽门，能治烦心呕吐。"

紫宫：在华盖下一寸六分陷中，仰而取之。刺三分，灸五壮。

主治：胸胁支满，膺痛，喉痹咽壅，水浆不入，咳逆上气，吐血烦心。

华盖：在璇玑下一寸陷中，仰而取之。刺三分，灸五壮。

主治：咳逆喘急上气哮嗽，喉痹，胸胁满痛，水饮不下。

《神农经》云："治气喘咳嗽，胸满喘逆，不能言语，可灸七壮。"

《百证赋》云："兼气户，治胁肋疼痛。"

璇玑：在天突下一寸陷中，仰而取之。刺三分，灸五壮。

主治：胸胁满，咳逆上气，喘不能言，喉痹咽肿，水饮不下。

《玉龙赋》云："兼气海，治尪羸喘促。"

《席弘赋》云："治胃中有积，兼三里功多。"

《百证赋》云："兼神藏，治膈满项强已试。"

天突一名玉户：在结喉下三寸宛宛中。阴维、任脉之会。刺五分，留三呼，灸三壮。《甲乙经》曰："低头取之，刺入一寸。"

主治：上气哮喘咳嗽，喉痹五噎，肺痈吐咯脓血。咽肿暴喑，身寒热，咽干舌下急，不得下食。

《神农经》云："治气喘咳嗽，可灸七壮。"

《玉龙赋》云："兼膻中，医咳嗽。"

《灵光赋》云："治喘痰。"

《百证赋》云："兼肺俞，治咳嗽连声。"

《千金》云："治上气气闷，咽塞声坏，灸五十壮。"

廉泉一名本池，一名舌本：在颔下结喉上中央舌本下，仰而取之。阴维、任脉之会。

【按】《刺疟篇》所载曰："舌下两脉者，廉泉也。"《气府论》曰："足少阴舌下各一。"《卫气篇》曰："足少阴之标，在背腧与舌下两脉也。"然则廉泉非一穴，当是舌根下之左右泉脉，而且为足少阴之会也。刺三分，留三呼，灸三壮。

主治：咳嗽喘息上气，吐沫舌纵，舌下肿难言，舌根急缩不食，涎出口疮。

《百证赋》云："兼中冲，堪攻舌下肿痛。"

承浆一名天池，一名悬浆：在颐前下唇棱下陷中，足阳明、任脉之会。刺二分，留五呼，灸三壮。

主治：偏风半身不遂，口眼㖞斜，口噤不开，暴暗不能言，刺三分，徐徐引气而出，及治任之为病，其苦内结，男子为七疝，女子为瘕聚。一云疗偏风口㖞面肿，消渴饮水不休，口齿疳蚀生疮，灸之亦佳，日可七壮，至七七壮止，即血脉宣通，其风应时立愈，艾炷不必大，但令当脉，即能愈疾。

《千金》云：“小儿唇紧，灸三壮。”又云：“凡哕令人惋恨，灸七壮，炷如小麦。”又《十三鬼穴》云：“此名鬼市，治百邪癫狂，当在第八次下针”。

《百证赋》云：“泻牙疼而即移。”

《通玄赋》云：“治头项强。”

督脉穴

督脉穴歌

督脉行背之中行，二十八穴始长强。

腰俞阳关入命门，悬枢脊中中枢长。

筋缩至阳归灵台，神道身柱陶道开。

大椎哑门连风府，脑户强间后顶排。

百会前顶通囟会，上星神庭素髎对。

水沟兑端在唇上，龈交上齿缝之内。

类经图翼

凡取脊间督脉诸穴，当于骨节突处取之，但验于鱼骨，为可知也。若取于节下，必不见效。

长强一名气之阴郄，一名撅骨，《灵枢》谓之穷骨，亦名骨骶：在脊骶骨端，伏地取之。督脉之络，别走任脉，足少阴所结。刺二分，留七呼，灸三壮。《甲乙经》曰："刺三分。"一云日灸三十壮，至二百壮止，忌冷食房劳。

主治：腰脊强急，不可俯仰，狂病，大小便难，肠风下血，五痔五淋，下部疳蚀，洞泄失精，呕血，小儿囟陷，惊痫瘛疭，脱肛泻血，此穴为五痔之本。一经验治少年注夏羸瘦，灸此最效。

《千金翼》云："治赤白下痢，灸穷骨头百壮，多多惟佳。"又"下漏五痔，疳蛊食下部，刺三分，伏地取之，以大痛为度，灸亦良，日三十壮，至七日止，但不及针"。又"灸尾翠骨七壮，治脱肛神良，《千金》作龟尾，即穷骨也"。

《玉龙赋》云："兼承山，灸痔最妙。"

《席弘赋》云："连大杼行针，治小肠气痛。"又云："小儿脱肛患多时，先灸百会后长强。"

《百证赋》云："兼百会穴，专治脱肛。"又云："刺长强与承山，善主肠风新下血。"

《灵光赋》云："百会、龟尾，治痢疾。"

《天星秘诀》云："兼大敦，治小肠疝气。"

腰俞一名腰柱，一名背解，一名腰户，一名髓空：在二十一椎节下间宛宛中。刺二分，留七呼，灸五壮。一曰刺五分，灸七七壮。

主治：腰脊重痛，不得俯仰举动，腰以下至足冷痹不仁，强急不能坐卧，灸随年壮。温疟汗不出，妇人经闭尿赤，灸后忌房劳强力。

《千金》云："腰猝痛，去穷骨上一寸，灸七壮者，即此。"

《席弘赋》云："兼环跳，烧针，治冷风冷痹。"

阳关：在十六椎节下间，伏而取之。《甲乙经》无此穴。刺五分，灸三壮。

主治：膝痛不可屈伸，风痹不仁，筋挛不行。

命门一名属累：在十四椎节下间，伏而取之。一云平脐，用线牵而取之。刺五分，灸三壮。一曰刺三分，灸二十七壮，若年二十以上者，灸恐绝子。

主治：肾虚腰痛，赤白带下，男子泄精耳鸣，手足冷痹挛疝，惊恐头眩，头痛如破，身热如火，骨蒸汗不出，痎疟瘛疭，里急腹痛。

《千金》云："腰痛不得动者，令病人正立，以竹杖拄地，度至脐，及取杖度背脊，灸杖头尽处，随年壮良。丈夫痔漏下血，脱肛不食，长泄痢。妇人崩中去血，带下淋浊赤白，皆灸之，此侠两傍各一寸，横三间寸灸之。"

《神农经》云："治腰痛，可灸七壮。"

《玉龙赋》云："治老人便多，兼肾俞着艾。"

《标幽赋》云："兼肝俞，能使瞽士视秋毫之末。"

一俗传以此穴灸寒热多效。

悬枢：在十三椎节下间，伏而取之。刺三分，灸三壮、五壮。

主治：腰脊强不得屈伸，腹中积气，上下疼痛，水谷不化，泻痢不止。

脊中一名神宗，一名背俞：在十一椎节下间，俯而取之。刺五分，禁灸，灸则令人偻。

主治：风痫癫邪，腹满不食，五痔，积聚下痢，小儿痢下赤白，秋末脱肛，每厕则肛痛不可忍者，灸之亦无妨。

中枢：在第十椎节下间，俯而取之。此穴诸书皆失之，惟《气府论》督脉下王氏注中有此穴，及考之《气穴论》曰"背与心相控而痛，所治天突与十椎"者，其穴即此。刺五分禁灸，灸之令人腰背伛偻。一传云此穴能退热进饮食，可灸三壮，常用常效，未见伛偻。

筋缩：在九椎节下间，俯而取之。刺五分，灸三壮、五壮。

主治：癫疾惊狂，脊强风痫，目上视。

《百证赋》云："兼水道，专治脊强。"

至阳：在七椎节下间，俯而取之。刺五分，灸三壮。

主治：腰脊强痛，胃中寒不食，少气难言，胸胁支满，羸瘦身黄，淫泺胫酸，四肢重痛，寒热解㑊。一云灸三壮，治喘气立已。

《神农经》云："治寒热胫酸，四肢重痛咳嗽，可灸三壮至七壮。"

《玉龙赋》云："却疸治神疲。"

灵台：在六椎节下间，俯而取之。刺三分，灸三壮。《甲乙经》无此穴，出《气府论》注。

主治：今俗以灸气喘不能卧，及风冷久嗽，火到便愈。

神道：在五椎节下间，俯而取之。刺五分，留五呼，灸五壮，一日可灸七七壮至百壮，禁针。

主治：伤寒头痛，寒热往来，疟疾，悲愁健忘，惊悸，牙车急，张口不合。小儿风痫瘛疭，可灸七壮。

《百证赋》云："兼心俞，治风痫常发自宁。"

身柱：在三椎节下间，俯而取之。刺五分，留五呼，灸五壮。一日灸七七壮。

主治：腰脊痛，癫痫狂走，怒欲杀人，瘛疭身热，妄言见鬼，小儿惊痫。

《神农经》云："治咳嗽，可灸十四壮。"

《玉龙赋》云："能蠲嗽，除脊痛。"

《百证赋》云："兼本神穴，治癫疾妙。"

《乾坤生意》云："同陶道、肺俞、膏肓，治虚损五劳七伤，紧要法。"

一传治四时伤寒。

陶道：在大椎节下间，俯而取之。督脉足太阳之会。刺五分，留五呼，灸五壮。一曰刺三分。

主治：痎疟寒热洒淅，脊强烦满，汗不出，头重目瞑，瘛疭，恍惚不乐。

《乾坤生意》云："兼身柱、肺俞、膏肓，治虚损五劳七伤。"

《百证赋》云："兼中膂俞，治岁热时行。"

一传此穴善退骨蒸之热。

大椎一名百劳：在第一椎上陷者中，一曰平肩。手足三阳督脉之会。刺五分，留五呼，灸五壮。一云以年为壮。大椎为骨会，骨病者可灸之。

主治：五劳七伤乏力，风劳食气，痎疟久不愈，肺胀胁满，呕吐上气，背膊拘急，项颈强不得回顾。一云能泻胸中之热及诸热气。若灸寒热之法，先大椎，次长强，以年为壮数。一云治身痛寒热风气痛。一云治衄血不止，灸二三十壮，断根不发。

《千金》云："凡疟有不可瘥者，从未发前灸大椎至发时满百壮，无不瘥。"又云："诸烦热时气温病，灸大椎百壮，刺三分泻之。"又治气短不语，灸随年壮。又"治颈瘿，灸百壮，及大椎两边相去各一寸半少垂下，各三十壮"。

《玉龙赋》云："百劳止虚汗。"

《神农经》云："治小儿急慢惊风。"

窦太师治诸虚寒热灸此。

《捷经》云："治热不至肩。"

时传以此治百病。

哑门一名喑门，一名舌厌，一名舌横：在项后入发际五分宛宛中，仰头取之。督脉、阳维之会，入系舌本。刺二分，不可深，禁灸，灸之令人哑。

主治：颈项强急不语，诸阳热盛，衄血不止，脊强反折，瘛疭癫疾，头风疼痛汗不出，寒热风痉，中风尸厥，暴死不省人事。

《百证赋》云："兼关冲，治舌缓不语为紧要。"

风府一名舌本：在项上入发际一寸，大筋内宛宛中，疾言其肉立起，言休其肉立下。督脉阳维之会。《热论》曰："巨阳者，诸阳之属也，其脉连于风府。"刺三分，留三呼，禁灸，灸则令人喑。

主治：中风舌缓，暴喑不语，振寒汗出，身重偏风，半身不遂，伤风头痛项急，不得回顾，目眩反视，鼻衄咽痛，狂走悲恐惊悸欲自杀。一云主泻胸中之热，与大杼、缺盆、中府同。

《席弘赋》云："风府风池寻得到，伤寒百病一时消。"又云："阳明二日寻风府。"又云："从来风府最难寻，须用功夫度浅深。倘若膀胱气未散，更宜三里穴中寻。"

《通玄赋》云："风伤项急求风府。"

一传治感冒风寒，呕吐不止。

《千金》云："邪病卧冥冥不自知，风府主之。"又《十三鬼穴》云："此名鬼枕，治百邪癫狂，当在第六次下针。"

脑户一名匝风，一名会额，一名合颅：在枕骨上，强间后一寸五分，一曰在发际上二寸。督脉足太阳之会。禁刺灸，刺中脑户，入脑立死，亦不可灸，令人喑。

强间一名大羽：在后顶后一寸五分。刺二分，灸五壮。一曰禁灸。

主治：头痛项强，目眩脑旋，烦心呕吐涎沫，狂走。

《百证赋》云："兼丰隆，治头痛难禁。"

后顶一名交冲：在百会后一寸五分，枕骨上。刺二分，灸五壮。

主治：颈项强急，额颅上痛，偏头痛，恶风，目眩不明。

百会一名三阳五会，一名巅上，一名天满：在前顶后一寸五分，顶中央旋毛心，容豆许，直两耳尖，上对是穴。督脉、足太阳之会。手足少阳、足厥阴俱会于此。刺二分，灸五壮。《甲乙经》曰："刺三分，灸三壮。"一曰"灸头顶，不得过七七壮。"

主治：头风头痛，耳聋，鼻塞鼻衄，中风言语謇滞，口噤不开，或多悲哭，偏风半身不遂，风痫猝厥，角弓反张，吐沫，心神恍惚，惊悸健忘，痎疟，女人血风，胎前产后风疾。小儿风痫惊风，脱肛久不瘥。一曰百病皆治，宜刺此二分，得气即泻，若灸至百壮，停三五日后，绕四畔用三棱针出血，以井花水淋之，令气宣通，否则，恐火气上壅，令人目暗。一曰治悲笑欲死，四肢冷气欲绝，身口温，可针人中三分，灸百会三壮即苏。

《史记》载扁鹊治虢太子尸厥，针取三阳五会而苏。

《神农经》云："治头风，可灸三壮。小儿脱肛，可灸三壮至五壮，艾炷如小麦。"

《玉龙赋》云："兼囟会，治猝暴中风。"

《灵光赋》云："兼龟尾，治痫疾。"

《席弘赋》云："小儿脱肛患多时，先灸百会后尾骶。"又云："兼太冲、照海、阴交，治咽喉疾。"

前顶： 在囟会后一寸五分骨陷中。一云在百会前一寸。刺二分，灸五壮，一曰灸七七壮。

主治：头风目眩，面赤肿，小儿惊痫瘈疭，鼻多清涕，颈项肿痛。

《神农经》云："治小儿急慢惊风，可灸三壮，艾炷如小麦。"

《百证赋》云："兼水沟，治面肿虚浮。"

囟会： 在上星后一寸陷中。刺二分，灸五壮。一曰灸二七至七七壮。小儿八岁以前禁针，盖其囟门未合，刺之不幸，令人夭。

主治：脑虚冷痛，头风肿痛，项痛，饮酒过多，头皮肿，风痫清涕。一云治目眩面肿，鼻塞不闻香臭，惊痫戴目，昏不识人，可灸二七壮至七七壮，初灸即不痛，病去

类经图翼

即痛，痛即罢灸。若是鼻塞，灸至四日渐退，七日顿愈，针入二分，留三呼，得气即泻，头风生白屑多睡，针之弥佳，针讫以末盐、生麻油相和，揩发根下，即头风永除。

《神农经》云："治头风疼痛，可灸三壮。小儿急慢惊风，灸三壮，炷如小麦。"

《千金》云："邪病鬼癫，囟上主之，一名鬼门。"

《玉龙赋》云："兼百会，治卒暴中风。"

《百证赋》云："连玉枕，疗头风。"

上星一名神堂：在鼻直上入发际一寸陷者中，可容豆。刺三分，留六呼，灸五壮。一云宜三棱针出血，以泻诸阳热气。

主治：头风头痛，头皮肿，面虚恶寒，痎疟寒热汗不出，鼻血臭涕，鼻塞不闻香臭，目眩睛痛，不能远视，以细三棱针刺之，即宣泄诸阳热气，勿令上冲头目。

《千金》云："鼻中息肉，灸二百壮。"又云："兼大椎，灸疟，至发时令满百壮，炷如黍米。"又"治鬼魅，灸百壮"。又《十三鬼穴》云："此名鬼堂，主百邪癫狂，当在第十次下针"。

《玉龙赋》云："治头风鼻渊。"

神庭：直鼻上入发际五分，发高者发际是穴，发低者加二三分。督脉、足太阳、阳明之会。灸三壮，禁刺，刺之令人癫狂目失明，一日灸七壮至三七壮止。

主治：发狂登高妄走，风痫癫疾，角弓反张，目上视不识人，头风鼻渊，流涕不止，头痛目泪，烦满喘喝，惊悸不得安寝。

《玉龙赋》云："专理头风。"

素髎一名面王：在鼻端准头。刺一分，禁灸。

主治：鼻中瘜肉不消，喘息不利，多涕，歪僻衄血。一曰治酒齄风，用三棱针出血。

水沟一名人中：在鼻下人中陷中。督脉、手足阳明之会。刺三分，留六呼，得气即泻，灸三壮至七壮，炷如小麦，然灸不及针。

主治：中风口噤，牙关不开，猝中恶邪鬼击，不省人事，癫痫猝倒，消渴多饮，水气遍身浮肿，瘟疫，口眼歪僻，俱宜刺之，若风水面肿，针此一穴出水尽，即顿愈。一云水气肿病，但宜针此三分，徐徐出之，以泄水气，若针他穴，水尽则死。

《神农经》云："治小儿急慢惊风，可灸三壮，炷如小麦。"

《玉龙赋》云："兼曲池穴，治瘈仆。"又云："兼委中穴，治腰脊闪痛。"又云："合大陵，频泻之，全除口气。"

《席弘赋》云："人中治癫功最高，十三鬼穴不须饶。"

《千金》云："此穴为鬼市，治百邪癫狂，此当在第一次下针，凡人中恶先掐鼻下是也，鬼击猝死者，须即灸之。"

《百证赋》云："兼前顶，治面肿虚浮。"

《灵光赋》云："水沟兼间使，治邪癫。"

兑端：在上唇端。《甲乙经》曰："手阳明脉气所发。"刺二分，留六呼，灸三壮，炷如大麦。

主治：癫痫吐沫，齿龈痛，消渴衄血，口噤，口疮臭秽不可近。

《百证赋》云："小便赤涩，兑端独泻太阳经。"

龈交龈，音银，齿根肉：在唇内上齿缝中。任督二经之会。刺三分，逆刺之，灸三壮。

主治：面赤心烦痛，鼻生瘜肉不消，头额中痛，颈项强，目泪多眵赤痛，牙疳肿痛，小儿面疮，久癣不除，点烙亦佳。

《百证赋》云："专治鼻痔。"

九卷　经络七

（明）张景岳著

奇经八脉此篇诸义与滑伯仁《十四经发挥》略同。

奇经总论

脉有奇常。十二经者，常脉也，奇经则不拘于常，故谓之奇。盖人之气血，常行于十二经脉，经脉满溢，则流入奇经。奇经有八，曰任、督、冲、带、阳跷、阴跷、阳维、阴维者是也。任脉任于前，督脉督于后；冲脉为诸脉之海，带脉犹身之束带；阳跷为足太阳之别，阴跷为足少阴之别；阳维则维络诸阳，阴维则维络诸阴。阴阳相维，故诸经乃调。此八脉者，譬犹图设沟渠，以备水潦，斯无滥溢之患，人之奇经，亦若是也。今考集《素问》《难经》《甲乙经》《圣济总录》，集奇经八脉所发气穴，共成一篇，以备通考云。

虞氏曰："奇者，奇零之奇，不偶之义。"

谓此八者不系正经阴阳，无表里配合，别道奇行，故曰奇经也。

任脉

任脉者，与冲脉皆起于胞中，循脊里，为经络之海；其浮而外者，循腹上行，会于咽喉，别而络唇口。血气盛，则肌肉热；血独盛，则渗灌皮肤，生毫毛。妇人有余于气，不足于血，以其月事数下，任、冲并伤，故脉不营于口唇，而髭须不生。是以任脉为病，男子则内结七疝，女子则带下瘕聚。故《难经》曰："任脉起于中极之下，以上毛际，循腹里，上关元，至咽喉，上颐，循面入目，属阴脉之海。"

凡此任脉之行，从胞中上注目，长四尺五寸，总二十四穴。

【按】《气府论》曰："任脉之气所发者二十八穴。"本经原缺一穴，实只二十七穴。内眦交一穴属督脉，承泣二穴属足阳明跷脉，故只二十四穴。

督脉

督脉者，起于小腹以下骨中央，女子入系廷孔之端。其络循阴器，合篡间，绕篡后，别绕臀至少阴，与巨阳中络者合少阴，上股内后廉，贯脊属肾，与太阳起目内眦，上额，交巅上，入络脑，还出别下项，循肩髆内，夹脊抵腰中，入循膂，络肾。其男子循茎下至篡，与女子等。其小腹直上者，贯脐中央，上贯心，入喉，上颐环唇，上系两目之下中央。此生病，从小腹上冲心而痛，不得前后，为冲疝，其女子不孕、癃痔、遗尿、嗌干，治在督脉。

督脉之别，名曰长强，侠脊上项散头上，下当肩胛左右，别走太阳，入贯膂。实则脊强，虚则头重。故《难经》曰："督脉者，起于下极之腧，并于脊里，上至风府，入属于脑，上巅循额，至鼻柱，属阳脉之海也。"此为病，令人脊强反折。

督脉从头循脊骨入骶，长四尺五寸，凡二十八穴。

冲脉

冲脉者，与任脉皆起于胞中，上循背里，为经络之海。其浮于外者，循腹上行，会于咽喉，别而络唇口。故《骨空论》曰："冲脉者，起于气街，并足少阴之经，夹脐上行，至胸中而散。"此为病，令人逆气里急。又《难经》曰："并足阳明之经上行。"然以穴考之，足阳明之脉，夹脐左右二寸而上行；足少阴夹脐左右五分而上行。

【按】《甲乙经》《铜人》等书，所载幽门、通谷、阴都、石关、商曲、肓俞、中注、四满、气穴、大赫、横骨，凡二十二穴，皆云冲脉足少阴之会，盖以《骨空论》为之主也。然则冲脉之并足少阴经也明矣。

【按】《逆顺肥瘦篇》曰："夫冲脉者，五脏六腑之海也。五脏六腑皆禀焉。其上者出于颃颡，渗诸阳，灌诸精；其下者，注少阴之大络，出于气街，循阴股内廉，入腘中，伏行骭骨内，下至内踝之后属而别；其下者，并于少阴之经，渗三阴；其前者，伏行出跗属下，循跗入大趾间，渗诸络而温肌肉。"又如《动输篇》及《海论》所言冲脉之义，俱当详考。见经络类十三、三十二。

带脉

带脉起于季胁，回身一周。其为病也，腰腹纵容，如囊水之壮。其脉气所发，在季胁下一寸八分，穴名带脉。在足少阳经。以其回身一周如带也。又与足少阳会于维道，此带脉所发，凡四穴。

足少阴当十四椎，出属带脉。

阳跷脉

《二十八难》曰："阳跷脉者，起于跟中，循外踝上行，入风池。"《缪刺论》曰："邪客于足阳跷之脉，令人目痛从内眦始。"《二十九难》曰："阳跷为病，阴缓而阳急。"两足阳跷之脉，本太阳之别，合于太阳，其气上行，气并相还则为濡目，气不营则目不合。男子数其阳，女子数其阴；当数者为经，不当数者为络也。跷脉长七尺五寸，所发之穴，生于申脉，以跗阳为郄，本于仆参，与足少阳会于居髎，又与手阳明会于肩髃及巨骨，又与手足太阳阳维会于臑俞，又与手足阳明会于地仓、巨髎，又与任脉足阳明会于承泣，又与手足太阳、足阳明、阴跷会于睛明，凡二十二穴。

申脉足太阳，外踝下。　跗阳足太阳，外踝上。　仆参足太阳，跟骨上。　居髎足少阳，章门下。　肩髃手阳明，肩端。　巨骨手阳明，肩上。　臑俞手太阳，肩胛上。地仓足阳明，口吻旁。　巨髎足阳明，鼻旁。　承泣足阳明，目下。　睛明足太阳，目内眦。

阴跷脉

《脉度篇》曰："跷脉者，少阴之别，起于然骨之后，上内踝之上，直上循阴股入阴，上循胸里，入缺盆，上出人迎之前，入頄，属目内眦，合于太阳、阳跷而上行。女子以之为经，男子以之为络。"《二十八难》曰："阴跷脉者，亦起于跟中，循内踝上行，至咽喉，交贯冲脉。"《二十九难》曰："阴跷为病，阳缓而阴急。"两足跷脉各长七尺五寸，而阴跷所生在照海，以交信为郄，阴跷脉病者取此。

然骨即然谷之次。　交信足少阴，内踝上。　照海足少阴，内踝下，在然骨后。　睛明足太阳，目内眦。

阳维脉

阳维维于阳，其脉起于诸阳之会，与阴维皆维络于身，若阳不能维于阳，则溶溶不能自收持。其脉气所发，别于金门，以阳交为郄，与手足太阳及跷脉会于臑俞，与手足少阳会于天髎，又会于肩井。其在头也，与足少阳会于阳白，上于本神及临泣，上至正营，循于脑空，下至风池；其与督脉会，则在风府及哑门。此阳维脉气所发，凡二十四穴。《难经》曰："阳维为病，苦寒热。"

金门足太阳，外踝下。　阳交足少阳，外踝上。　臑俞手太阳，肩后。　天髎手少阳，缺盆上。　肩井足少阳，肩上。　阳白足少阳，眉上。　本神足少阳，眉上。　临泣足少阳，眉上。　正营足少阳，目窗上。　脑空足少阳，枕骨下。　风池足少阳，颞颥后。　风府督脉，后发际。　哑门督脉，风府后。

阴维脉

阴维维于阴，其脉起于诸阴之交，若阴不能维于阴，则怅然失志。其脉气所发者，阴维之郄，名曰筑宾，与足太阴会于腹哀、大横，又与足太阴、厥阴会于府舍、期门，与任脉会于天突、廉泉。此阴维脉气所发，凡十二穴。《难经》曰："阴维为病，苦心痛。"

筑宾足少阴，内踝上。　腹哀足太阴，乳下。　大横足太阴，腹哀下。　府舍足太阴，少腹下。　期门足厥阴，乳下。　天突任脉，喉下。　廉泉任脉，舌本下。

奇经八脉歌

正经经外是奇经，八脉分司各有名。

后督前任皆在内，冲由毛际肾同行。

阳跷跟外膀胱别，阴起跟前随少阴。

阳维只络诸阳脉，何谓阴维为络阴。

带脉围腰如束带，不由常度曰奇经。

脏腑募俞穴

"募"，音暮。《举痛论》作"膜"。盖以肉间膜系，为脏气结聚之所，故曰募。"俞"，音庶，《扁鹊传》作"输"，犹委输之输，言脏气之所输也。募皆在腹，俞皆在背。故《难经》曰："募在阴，俞在阳也。"

中府肺募，在本经。 巨阙心包募，在任脉。 章门脾募，在足厥阴。 期门肺募，在本经。 中脘胃募，在任脉。 天枢大肠募，在足阳明。 关元小肠募，在任脉。日月胆募，在本经。 京门肾募，在足少阳。 中极膀胱募，在任脉。 石门三焦募，在任脉。 肺俞三椎下。 心俞五椎下。 肝俞九椎下。 脾俞十一椎下。 肾俞十四椎下。 厥阴俞四椎下，心包也。 大肠俞十六椎下。小肠俞十八椎下。 胆俞十椎下。 膀胱俞十九椎下。三焦俞十三椎下。 胃俞十二椎下。

八会穴

中脘任脉穴，太仓也，六腑取禀于胃，故曰腑会。　章门足厥阴穴，脾募也，五脏皆禀于脾，故曰脏会。　阳陵泉足少阳之筋结于此，肝主筋，胆为之合，故曰筋会。　悬钟足少阳穴，诸髓皆属于骨，故曰髓会。人能健步，以髓会绝骨也。　膈俞足太阳穴，谷气由膈达于上焦，化精微为血之处，故曰血会。　大椎督脉穴，肩脊之骨会于此，故曰骨会。肩能任重，以骨会大椎也。　太渊手太阴穴，平旦脉会于此，故曰寸口者，脉之大会。　膻中任脉穴，此三焦宗气所居，是为上气海，故曰气会。

九门

飞门唇也。　户门齿也。　吸门会厌也。　贲门胃之上口。　幽门太仓下口。　阑门小肠下口。　魄门肛门也。命门精血之门，居前阴中，新增入。　气门溲尿之门，居前阴中，由气化而出，故曰气门。新增入。

同名穴

头临泣足少阳。　足临泣足少阳。　腹通谷足少阴。足通谷足太阳。　手三里手阳明。　足三里足阳明。　头窍阴足少阳。　足窍阴足少阳。　背阳关督脉。　足阳关足少阳。

十卷　经络八

（明）张景岳著

奇俞类集

头面部

前神聪：去前顶五分，自神庭至此穴，共四寸。主治中风风痫，灸三壮。

后神聪：去百会一寸。主治中风风痫，灸三壮。

发际：平眉上三寸是穴。主治头风眩晕疼痛，延久不愈，灸三壮。

印堂：在两眉中间。《神农针经》云："治小儿急慢惊风，可灸三壮，艾炷如小麦。"《玉龙赋》云："善治惊搐。"

海泉：在舌下中央脉上。主治消渴，针出血。

左金津右玉液：在舌下两旁紫脉上。主治消渴口疮，舌肿喉痹，三棱针出血。

阳维：在耳后，引耳令前，弦筋上是穴。《千金》云："耳风聋雷鸣，灸阳维五十壮。"

鼻交頞中：《千金翼》云："主癫风角弓反张，羊鸣，大风青风面风如虫行，猝风多睡健忘，心中愦愦，口噤猝倒不识人，黄疸急黄，此一穴皆主之。针入六分，得气即泻，留三呼五吸，不补，亦宜灸，然不及针，慎酒、面、生冷、醋、滑、猪、鱼、蒜、荞麦、浆水。"

　　机关：在耳下八分近前。《千金翼》云："凡猝中风，口噤不开，灸机关二穴五壮即愈。"一云随年为壮，僻者逐左右灸之。

　　唇里穴：《千金翼》云："唇里正当承浆边；逼齿龈针三锃。主治马黄黄疸。"

　　夹承浆穴：《千金翼》云："夹承浆两边各一寸，治马黄急疫。"

　　燕口：在口吻两边燕口处，赤白肉际。《千金翼》云："主治狂风骂詈挝斫人，名为热阳风，灸燕口各一壮。"又云："狂邪鬼语，灸十五壮。"又云："小儿大小便不通，灸口两吻各一壮。"

　　颞颥：《千金翼》云："颞颥在眉眼尾中间，上下有来去络脉，是针灸之所。"主治疸气温病。

　　耳上穴：《千金翼》云："治瘿气，灸风池，及耳上发际各百壮。"《千金》作"两耳后发际"。

　　当阳：当瞳子直入发际内一寸，去临泣五分是穴。主治风眩鼻塞，灸三壮。

　　鱼尾：在目眦外头。《玉龙赋》云："兼睛明、太阳，治目证。"

胸背腹胁部

龙颌：在鸠尾上一寸半。《千金翼》云："主心痛冷气上，灸百壮，勿针。"

乳上穴：《千金翼》云："治乳痛妒乳，以绳横度口，以度从乳上行，灸度头二七壮。"

通谷：在乳下二寸。《千金》云："心痛，恶气上胁痛，急灸五十壮。"

魂舍：在夹脐两边，相去一寸。《千金》云："主小肠泄痢脓血，灸百壮，小儿减之。"

肋头：《千金翼》云："治癥癖，患左灸左，患右灸右，第一屈肋头近第二肋下，即是灸处。第二肋头，近第三肋下，向肉翅前，亦是灸处。初日灸三壮，次日五壮，后七壮，周而复始，至十止，惟忌大蒜，余不忌。"

肋罅：《千金翼》云："治飞尸诸注，以绳量病人两乳间，中屈之，乃从乳头向外量，使当肋罅，于绳头尽处是穴，灸随年壮。"《千金》云："三壮或七壮，男左女右。"又云："凡中尸者，飞尸、遁尸、风尸、尸注也。其状皆腹胀痛急不得息，气上冲心胸两胁，或踝踊起，或挛引腰脊，灸乳后三寸，男左女右，可二七壮，如不止，多其壮数愈。"

长谷：在夹脐，相去五寸，一名循际。《千金》云："主治下痢不嗜食，食不消，灸五十壮，三报之。"

肠遗：侠中极旁，相去二寸半。《千金》云："治大便难，灸随年壮。"

肓募：《千金》云："肓募二穴，以乳头斜度至脐中，乃屈去其半，从乳下量至尽处是穴。主治结气囊里，针药所不及者，灸随年壮。"

胁堂：在腋下骨间陷中，举腋取之。主治胸胁气满，哕噎喘逆，目黄，远视䀮䀮，可灸五壮。

后腋下穴：《千金》云："治颈漏，灸背后两边腋下后文头，随年壮。"

腋下穴：《千金翼》云："哕噎，膈中气闭塞，灸腋下聚毛下附肋宛宛中，五十壮，神良。"

胞门、子户、气门：《千金翼》云："子脏闭塞，不受精，妊娠不成，若堕胎腹痛，漏胞见赤，灸胞门五十壮，关元左边二寸是也。右边名子户，若胞衣不出，及子死腹中，或腹中积聚，皆针入胞门一寸。"又云："胎孕不成，灸气门穴。在关元旁三寸，各五十壮。"又"漏胎下血不禁，灸百壮"。

脊背五穴：《千金翼》云："治大人癫疾，小儿惊痫，灸背第二椎上，及下穷骨尖二处。乃以绳度量上下，中折，复量至脊骨上，点记之，共三处毕，复断此绳，取其半者为三折，而参合如'△'字，以上角对中央一穴，其下二角正夹脊两边，同灸之，凡五处也，各百壮。"

浊浴：《千金翼》云："侠胆俞旁行，相去五寸，名浊浴。主胸中胆病，恐畏多惊，少力，口苦无味，灸随年壮。"

巨阙俞：《千金翼》云："第四椎名巨阙俞，主胸膈中气，灸随年壮。"

督俞：在第六椎下，两旁相去各二寸，禁针可灸。一名高盖。

气海俞：在第十五椎下，两旁相去各二寸，刺三分，留六呼，可灸。

关元俞：在第十七椎下，两旁相去各二寸，刺三分，留六呼，可灸。主治泻痢虚胀，小便难，妇人瘕聚诸证。

腰眼：其法令病人平眠，以笔于两腰眼宛宛中点二穴，各灸七壮。此穴诸书所无，而《居家必用》载之，云其累试累验。主治诸劳瘵已深之难治者，于癸亥日二更尽。入三更时，令病人平眠取穴，灸三壮。

一传治传尸痨瘵，以致灭门绝户者有之，此证因寒热煎作，血凝气滞，有化而为虫者，内食脏腑，每致传人，百方难治，惟灸可攻。其法于癸亥日二更后，将交夜半，乃六神皆聚之时，勿使人知，令病者解去下衣，举手向上，略转后些，则腰间两旁自有微陷可见，是名鬼眼穴，即俗人所谓腰眼也。正身直立，用墨点记，然后上床合面而卧，用小艾炷灸七壮，或九壮、十一壮尤好，其虫必于吐泻中而出，烧毁远弃之，可免传染，此比四花等穴，尤易且效。

《千金翼》云："治腰痛，灸腰目髎，在尻上约左右。"又云："在肾俞下三寸，夹脊两旁各一寸半，以指按陷中，主治消渴。"此二说者，似皆指此穴。

夹脊穴：《肘后》云："此华佗法。"《千金翼》云："治霍乱转筋，令病者合面卧，伸两手着身，以绳横牵两肘尖，当脊间绳下两旁，相去各一寸半所，灸百壮，无不瘥者。"

下极俞：《千金翼》云："第十五椎名下极俞，主腹中疾，腰痛，膀胱寒，饮澼注下，灸随年壮。"

十七椎穴：《千金翼》云："转胞、腰痛，灸十七椎五十壮。"

回气：在脊穷骨上，赤白肉下。主五痔便血失矢，灸百壮。《千金翼》曰："若灸穷骨，惟多为佳。"

身交：在小腹下横纹中。《千金翼》云："白崩中，灸小腹横纹，当脐孔直下，一百壮，及治胞落，癫，须三报之。"又"治大小便不通"。又"治尿床者，可灸七壮"。

阴部

横骨：《千金翼》曰："妇人遗尿，不知时出，灸横骨当阴门七壮。"又"治癫疝，在横骨两旁夹茎灸之"。

泉阴：在横骨旁三寸。《千金翼》云："治癫卵偏大，灸泉阴百壮，三报之。"

阴囊下横纹：《千金翼》云："治风气眼反口噤，腹中切痛，灸阴囊下第一横理十四壮。"

阴茎：《千金翼》云："治猝癫病，灸阴茎上宛宛中三壮，得小便通即瘥，当尿孔上是穴。"又"灸阴茎头三壮"。

羊矢：在会阴旁三寸，股内横纹中，按皮肉间有核如羊矢，可刺三分，灸七壮。

四肢部

大骨空：在手大指第二节前尖上，屈指当骨节中，灸二七壮，禁针。主治内瘴久痛及吐泻。

拳尖：在中指本节前骨尖上，握拳取之。主治风眼翳膜疼痛，患左灸右，患右灸左，炷如小麦。

五虎：在手食指无名指背间，本节前骨尖上各一穴，握拳取之。主治手指拘挛。

中魁：在手中指第二节前骨尖上，屈指得之。《捷经》又云："在手腕中上侧，两筋间陷中，灸二七壮。"盖此以阳溪言也，观者辨之。主治五隔翻胃。

手中指第一节穴：《千金》云："牙齿疼，灸两手中指背，第一节前有陷处，七壮，下火立愈。"

中泉：在手腕外间，阳池、阳溪中间陷中，灸七壮。主治胸中气满不得卧，肺胀满膨膨然，目中白翳，掌中热，胃气上逆，唾血，及心腹中诸气痛。

手掌后白肉际穴：主治霍乱转筋在两臂及胸中，灸手掌后白肉际，七壮。

手掌后臂间穴：《千金》云："治疗肿，灸掌后横纹后

五指许，男左女右，七壮即验，已用得效。"又云："治风
牙疼，以绳量自手中指头，至掌后第一横纹，折为四分，
乃复自横纹比量向后，于臂中尽处两筋间是穴，灸三壮，
随左右灸之，两患者，灸两臂，至验。"

虎口：小儿唇紧，灸虎口，男左女右七壮，又兼灸承
浆三壮。又治烦热头疼，刺虎口三分。又治心痛，灸两虎
口白肉际七壮。

手足髓孔：《千金翼》云："手髓孔，在腕后尖骨头宛
宛中。此当是下踝前也。脚髓孔，在足外踝后一寸，俱主
痿退风，半身不遂，可灸百壮。"

两手研子骨：《千金翼》云："豌豆疮，灸两手腕研子
骨尖上三壮，男左女右。"

河口：《千金翼》云："狂走惊痫，灸河口五十壮，在
手腕后陷中动脉，此与阳明同也。"

【按】 此当是手阳明阳溪之次。

肘尖：《千金翼》云："治肠痈，屈两肘尖头骨，各灸
百壮，则下脓血者愈。"又云："正灸肘头锐骨。"

膝眼：在膝头骨下两旁陷中，刺五分，禁灸。主治膝
冷痛不已，昔有人膝痛灸此，遂致不起，以禁灸也。《玉
龙赋》云："兼髋骨，治脚腿重痛。"

髋骨：在膝盖上，梁丘旁外开一寸。主治两脚膝红肿
痛，寒湿走注，白虎历节风痛，脚丫风痛，举动不得。

风市：在膝上七寸，外侧两筋间。又取法，令正身平

立，直垂两手着腿，当中指头尽处陷中是穴，针五分，灸三、五壮。《千金》云："病轻者，不可减百壮；重者，灸五六百壮。"主治腰腿酸痛，足胫麻顽，脚气起坐艰难，先泻后补，风痛先补后泻，此风痹冷痛之要穴。《玉龙赋》云："兼阴市，能驱腿脚之乏力。"《神农经》云："治偏风半身不遂，两脚疼痛灸二十一壮。"

交仪穴：《千金》云："妇人漏下赤白，月水不利，灸交仪穴，在内踝上五寸。"

营池四穴：《千金》云："妇人下血漏赤白，灸营池四穴三十壮，在内踝前后两边池上脉，一名阴阳。"

漏阴穴：《千金》云："妇人漏下赤白，四肢酸削，灸漏阴三十壮，穴在内踝下五分，微动脉上。"

足太阴、太阳穴：《千金》云："妇人逆产足先出，刺足太阴入三分，足入乃出针，穴在内踝后白肉际，骨陷宛宛中。"又"胞衣不出，刺足太阳入四分，在外踝后一寸宛宛中"。

【按】此或即昆仑穴。

足踝：《千金》云："小儿重舌，灸左足踝上七壮。"又云："灸两足外踝上三壮。"又"治齿疼，灸外踝上高骨前交脉上七壮"。又"治转筋十指拘挛，灸足外踝骨上七壮"。又"治翻胃吐食，灸内踝下稍斜向前有穴，三壮"。《外台秘要》云："向前一指。"又"治诸恶，漏中冷瘛肉出，灸足内踝上各三壮，二年六壮"。

外踝尖：在外踝尖上三寸。主治外转筋，可灸七壮，或刺出血。

踝尖：在足内踝尖上。主治下牙痛，内廉转筋，脚气寒热，灸七壮，或针出血。

内昆仑：在足内踝后陷中。主治转筋，刺入六分，气至泻之。

承命：在内踝后，上行三寸动脉中。主治狂邪惊痫，灸三十壮。一曰七壮。

足踵：主治霍乱转筋，灸涌泉三七壮，如不止，灸足踵聚筋上白肉际七壮，立愈。

阴阳穴：在足拇趾下，屈里表头白肉际。主治妇人下漏赤白，注泄，灸随年壮，三报之。

足大趾横纹穴：三毛中。《千金翼》云："治猝中恶，闷热毒欲死，灸足大趾横纹，随年为壮。"又"治阴肿欲溃困惫，灸大拇趾本节横纹中五壮。一曰随年壮"。又"治癫卵疝气，灸足大趾本间三壮"。又"治癫疝，灸足大趾内侧，去端一寸白肉际，随年壮甚验，若双癫，灸两处"。又"治癫疝，卵肿如瓜，入腹欲死，灸足大趾下横纹中，随年壮，即肿边灸之，神验"。又"治老少大便失禁，灸两脚大趾去甲一寸所，三壮"。又"治猝癫病，灸聚毛中七壮"。又"治鼻衄时痒，灸足大趾节横理三毛中十壮，剧者百壮，并主阴肿"。又"治久魇不醒者，灸两足大趾聚毛中，二十一壮"。

独阴：在足趾下横纹中。

【按】《捷经》云："即至阴穴，当是足小趾也。"

主治干呕吐，小肠疝气，死胎，胎衣不下。

足第二趾上穴：主治水病，灸足第二趾上一寸，随年壮。

手足小指穴：主治食注，灸手小指尖头，男左女右，随年壮。又治消渴证，初灸两手足小指头，及项椎，随年壮，又灸膀胱俞横三间寸灸之，亦随年壮，五日一报之。又治癫疝，灸手小指端七壮，左灸右，右灸左。

手足大指爪甲穴：《千金翼》云："治猝中邪魅，鼻下人中及手足大指爪甲，令艾炷半在爪上，半在肉上，灸七壮不止，十四壮，炷如雀矢。又十三鬼穴于第二次下针，刺手大指爪甲下，入肉三分，穴名鬼信。又第三次下针，刺其足大趾爪甲下，入肉二分，穴名鬼垒。又治小便数而少且难，男辄失精，此方甚验，令其人合掌，并两大指，灸甲角肉际，两指共此一壮，亦灸足大指与手同，各三壮，三日一报之。又治癫病阴肿，令并足，合两拇趾爪甲，以一艾炷，灸两爪端方角上七壮。又秦承祖灸鬼法，名鬼哭穴，以两手大指相并缚定，用艾炷骑缝灸之，令两甲后连肉四处着火，一处无火则不效，灸七壮，或二七壮。"一曰："前秦承祖所用者，是名手鬼眼。"又二穴在两足大拇趾间，亦与取手穴同法，是名足鬼眼，用治癫痫梦魇鬼击，灸之大效，亦治五痫呆痴，及伤寒发狂等证。

鬼穴部

鬼城：十指端。《千金》云："邪病大唤，骂詈狂走，十指端去爪甲一分主之，一名鬼城。"又"治指忽掣痛不可忍，灸指端七壮"。

鬼床：《千金》云："第七次下针，在耳垂下五分，用火针三下，名鬼床，治百邪癫狂。"

鬼藏：《千金》云："第十一次下针，阴下缝，女人玉门头，灸三壮，名鬼藏。"

鬼封：《千金》云："第十三次下针，在舌头，当舌中下缝，刺贯出舌上，仍以一板横口吻安针头，勿令舌动，名鬼封。"

千金方十三鬼穴须知

百邪所为癫狂病，针有十三穴须认。

凡针之用先鬼宫，次针鬼信无不应。

一一从头逐一求，男从左起女从右。

一针人中鬼宫停，左边下针右出针。

第二手大指甲下，穴名鬼信刺三分。

三针足大趾甲下，名曰鬼垒二分深。

四针掌上大陵穴，八寸五分为鬼心。

五针申脉名鬼路，火针三下七锃锃。

第六却寻大椎上，入发一寸名鬼枕。

七刺耳垂下五分，名曰鬼床针要温。

八针承浆名鬼市，从左出右君须记。

九针间使鬼路上，十针上星名鬼堂。

十一阴下缝三壮，女玉门头为鬼藏。

十二曲池名鬼臣，火针仍要七锃锃。

十三舌头当舌中，此穴是名为鬼封。

手足两边相对刺，若逢孤穴只单通。

此是先师真妙诀，猖狂恶鬼走无踪。

扁鹊曰："百邪所病者，针有十三穴。凡刺之法，先从鬼宫起，次针鬼信，便至鬼垒，又至鬼心，不必尽针，只五六穴，即可知矣。男从左起针，女从右起针，若数处不言，便当遍刺，依诀而行之。"

崔氏四花六穴

凡男妇五劳七伤、气血虚损、骨蒸潮热、咳嗽痰喘、五心烦热、四肢困倦、羸弱等证，并皆治之。

第一次先取二穴：令患人平身正立，取一细绳约长三四尺者，蜡之勿令伸缩，乃以绳头与男左女右足大拇趾端比齐，令其顺脚心，至后跟踏定，却引绳向后，从足跟足肚贴肉直上，比至膝弯曲腘中大横纹截断。次令病者平身正坐，解发分顶，中露头缝，取所比蜡绳，一头齐鼻端按定，引绳向上，循头缝项背，贴肉垂下至绳头尽处，以墨记之。此非灸穴。别又取一小绳，令患者合口，将绳双折，自鼻柱根按定，左右分开，比至两口角，如人字样截断，却将此绳展直取中，横加于前记脊背中墨点之上，其两边绳头尽处，以墨记之，此第一次应灸二穴，名曰患门。

上法，若妇人足小者，难以为则，当取右臂自肩髃穴起，以墨点记，伸手引绳向下，比至中指端截断，以代量足之法，庶乎得宜。

第二次取二穴：令患人平身正坐，稍缩臂膊，取一蜡绳绕项后向前，双垂头，与鸠尾尖齐，双头一齐截断，却翻绳头向后将此绳中折处正按结喉上，其绳头下垂脊间处，以墨记之。此非灸穴。又取一小绳，令患人合口，横量齐两吻截断，还加于脊上墨点处，横量如前法，于两头尽处点记之，此是第二次应灸两穴，即四花之左右二穴也。

前共四穴，同时灸之，初灸七壮，或二七、三七壮，以至百壮为妙，俟灸疮将瘥，或火疮发时，又依后法灸二穴。

后次取二穴：以第二次量口吻短绳，于第二次脊间墨点处，对中直放，务令上下相停，于绳头尽处，以墨记之，此是灸穴，即四花之上下二穴也。

上共六穴，宜择离火日灸之，灸后百日内宜慎房劳思虑，饮食应时，寒暑得中，将养调护。若疮愈后，仍觉未瘥，依前再灸，无不愈者，故云累灸至百壮。但脊骨上两穴不宜多灸，凡一次只可三五壮，多则恐人倦怠，若灸此六穴，亦宜灸足三里泻火方妙。

【愚按】前法灸脊旁四穴，上二穴近五椎，心俞也；下二穴近九椎，肝俞也。崔知悌不指穴名，而但立取法，盖欲人之易晓耳。然稽之脊背穴法，则太阳二行者，当去脊中各开二寸，方得正脉，乃可获效，用者仍宜审之。

骑竹马灸法

主治一切痈疽恶疮发背，妇人乳痈，皆可治之。量法，用薄篾一条，以男左女右手臂腕中，自尺泽穴横文起，比至中指端，齐肉尽处，截断为则。却用竹杠一条，令病者脱去上衣，正身骑定，使两人前后杠起，令病人脚不着地，仍令二人扶之，勿使伛偻摇动，却将前所量篾，从竹杠坐处尾骶骨下，着杠比起，贴脊直上，至篾尽处点记之，此是取中，非灸穴也。更用薄篾量手中指，用同身寸法，取定二寸，平放于脊中墨点上，各开一寸是穴，一本作各开二寸。灸五七壮。一曰疽发于左则灸右，疽发于右则灸左，甚则左右皆灸。盖此二穴，乃心脉所过之处，凡痈疽皆心火留滞之毒，灸此则心火流通而毒散矣，起死回生之功，屡试屡验。

类经图翼

类经图翼

十一卷　针灸要览

（明）张景岳著

十四经针灸要穴歌

肺经要穴歌

手太阴兮经属肺，尺泽肘中约纹是。

列缺腕侧一寸半，经渠寸口陷中记。

太渊掌后横纹里，鱼际大指节后起。

少商大指内侧端，相离爪甲如韭耳。

大肠经要穴歌

手之阳明属大肠，食指内侧号商阳。

本节前二间可取。本节后三间勿忘。

岐骨间可寻合谷，腕上侧阳溪所藏。

三里去曲池二寸，曲池在肘节中央。

肩端上肩髃骨罅，鼻孔旁乃是迎香。

胃经要穴歌

足阳明兮胃之经，头维额角两边行。

颊车耳下曲颊处，地仓夹吻四分平。
　　伏兔还离膝六寸，阴市须从减半论。
　　三里上廉和下廉，膝下相挨各三寸。
　　解溪腕上系鞋处，跗上动脉冲阳遇。
　　陷谷两趾节后间，内庭次趾外间连。
　　厉兑存于足次趾，去甲如韭阳明全。

脾经要穴歌

　　足太阴脾家经络，隐白起足拇内角。
　　大都在节后鱼际，太白从核骨下摸。
　　公孙节后一寸加，商丘踝下微前些。
　　踝上阴交三寸远，辅下阴陵内不差。

心经要穴歌

　　手少阴经心脉透，少海内廉居肘后。
　　灵道去掌寸半长，通里一寸应非谬。
　　神门掌后锐骨端，少府相随本节边。
　　少冲甲角须求内，二穴皆从小指连。

小肠经要穴歌

　　手太阳经小肠脉，小指外端寻少泽。
　　前谷还求本节前，后溪节后须从侧。
　　腕骨腕前无待卜，腕中锐下求阳谷。
　　小海肘端外五分，听宫耳内如珠伏。

膀胱经要穴歌

　　足之太阳属膀胱，睛明起自内眦旁。

攒竹二穴眉头取，络郄后发四寸五。

肺俞三椎膈俞七，肝俞九椎之下出。

肾俞十四椎间算，膏肓相近四椎半。

委中膝腘约纹看，承山腨下分肉间。

昆仑踝下后五分，外踝之下寻金门。

申脉也从踝下起，肉际陷中容爪耳。

肾经要穴歌

足有少阴经属肾，涌泉卷趾足中心。

然谷踝前高骨下，太溪踝后动中寻。

踝下四分寻照海，踝上二寸复溜在。

阴谷须寻内辅下，大筋小筋中可揣。

心包经要穴歌

手厥阴者心包络，肘内横纹求曲泽。

间使掌后三寸量，内关二寸非难索。

大陵掌后两筋间，欲取劳宫掌内看。

中冲须是求中指，爪甲相连向指端。

三焦经要穴歌

手少阳与三焦连，液门名指节根前。

中渚退居本节后，阳池腕上陷中旋。

外关腕后二寸地，再加一寸支沟位。

天井肘外上一寸，角孙耳廓上边记。

丝竹空从眉后取，耳门耳缺之前际。

胆经要穴歌

足少阳胆经听会，开口耳前有空位。

临泣发际上五分，目窗更加一寸存。

风池陷居后发际，肩井在肩大骨内。

带脉肋下一寸八，环跳髀枢中是穴。

膝下一寸阳陵泉，踝上四寸阳辅前。

丘墟踝下如前陷，临泣四趾节后边。

侠溪小次岐间缝，窍阴四趾内之端。

肝经要穴歌

足厥阴肝在何处？大敦拇指毛中聚。

行间动在岐节前，太冲节后有脉据。

中封内踝前一寸，曲泉辅下横纹尽。

章门脐上二寸量，季肋之端居两旁。

期门乳旁一寸半，直下寸半二肋详。

督脉要穴歌

督脉水沟人中起，上星入发一寸止。

百会正在顶之巅，风府一寸后发里。

哑门入发五分中，大杼一椎骨上逢。

腰俞二十一椎下，穴得其真功自隆。

任脉要穴歌

任脉中行正居腹，脐下关元三寸录。

气海离脐一寸半，神阙脐中随所欲。

水分一寸居脐上，中脘还须四寸足。

膻中正在两乳间，欲得承浆唇下蓄。

以上要穴，乃十四经溪谷气血所聚之处，皆极切于用者，较之诸穴有所不同，故撮为此歌，以便记诵。凡业针灸家者，不可不加之意也。

诸证灸法要穴

凡用灸者，所以散寒邪，除阴毒，开郁破滞，助气回阳，火力若到，功非浅鲜。故古人灸法，有二报、三报，以至连年不绝者，前后相催，其效尤速。或自三壮、五壮以至百壮、千壮者，由渐而增，多多益善也。然灸头面者，艾炷宜小，亦不宜多；灸手足者稍倍之，灸腹背者又倍之；若上下俱灸，必须先上而后下，不可先下后上也。凡用火补者，勿吹其火，必待其从容彻底自灭，灸毕即可用膏贴之，以养火气。若欲报者，直待报毕贴之可也。用火泻者，可吹其火，传其艾，宜于迅速，须待灸疮溃发，然复贴膏，此补泻之法也。其有脉数、躁烦、口干咽痛、面赤火盛、阴虚内热等证，俱不宜灸，反以助火，不当灸而灸之，灾害立至矣，《图翼》四卷，有针灸诸则，所当并察。

中风

中脏气塞痰上，昏危不省人事。

百会　　风池　　大椎　　肩井　　间使　　曲池

足三里

凡觉手足挛痹，心神昏乱，将有中风之候，不论是风与气，可依次灸此七穴则愈。

合谷　　风市　　手三里　　昆仑　　申脉

神阙：凡猝中风者，神阙最佳。罗天益曰："中风服药，只可扶持，要收全功，艾火为良。"盖不惟逐散风邪，宣通血脉，其于回阳益气之功，真有莫能尽述者，详见本穴。

偏风半身不遂左患灸右，右患灸左。

肩髃　　百会　　肩井　　客主人主口歪。　　列缺
手三里　风市　　曲池　　阳陵泉　　环跳　　足三里
绝骨　　昆仑　　申脉

口眼歪斜

颊车　　地仓　　水沟　　承浆偏风口歪。

听会　　合谷

凡口歪向右者，是左脉中风而缓也，宜灸左歪陷中二七壮；歪向左者，是右脉中风而缓也，宜灸右歪陷中二七壮，艾炷如麦粒可矣。

口噤不开

颊车　　承浆　　合谷

暗哑

天突　　灵道　　阴谷　　复溜　　丰隆　　然谷

戴眼

神庭

脊骨三椎、五椎，各灸五七壮，齐下火，立效。

瘫痪

肩井	肩髃	曲池	中渚	合谷	阳辅
阳溪	足三里	昆仑			

角弓反张

百会	神门	间使	仆参七壮。		命门

太冲

风痹不仁

天井	尺泽	少海	阳辅	中渚	环跳

太冲

厥逆

人中灸七壮或针入至齿妙。　膻中二十一壮。　百会暴厥逆冷。　气海

一法以绳围男左女右臂腕为则，将绳从大椎向下，度至脊中，绳头尽处是穴，灸二十一壮。

尸厥猝倒气脱

百会	人中	合谷	间使	气海	关元

猝忤

肩井	巨阙

伤寒

头疼身热

二间　　合谷　　神道　　风池　　期门　　间使
足三里

汗不出

合谷　　腕骨　　通里　　期门　　足三里　　复溜

发狂

百会　　间使　　复溜　　阴谷　　足三里

阴证

期门　　间使　　气海　　关元

声哑

天突　　期门　　间使　　合谷刺。　太冲刺。
所谓开四关者，即合谷、太冲也。

耳聋

肾俞　　偏历　　听会

小便闭

阴谷　　关元　　阴陵泉

舌卷囊蜷

天突　　廉泉　　合谷　　肾俞　　复溜　　然谷
血海

腹胀

太白　　复溜　　足三里

类
经
图
翼

余热

曲池　　间使　　后溪

虚痨

虚损注夏羸瘦

大椎　　肺俞　　膈俞　　胃俞　　三焦俞　　肾俞

中脘　　天枢　　气海真气不足。　　足三里

三阴交　长强　　崔氏四花六穴

一法取手掌中大指根稍前肉鱼间近内侧大纹半指许，外与手阳明合谷相对处，按之极酸者是穴，此同长强，各灸七壮甚妙。

传尸病

第一代，虫伤心，宜灸心俞穴，并上下如四花样。第二代，灸肺俞四穴如前。第三代，灸肝俞四穴如前。第四代，灸厥阴俞四穴如前。第五代，灸肾俞四穴如前。第六代，灸三焦俞四穴如前。

此证五日轻，五日重，轻日其虫大醉，方可灸。

一法，灸腰眼穴法在《图翼》十卷。

一法，凡取痨虫，可于三椎骨上一穴，并膏肓二穴，各灸七壮，然后以饮食调理，方下取虫等药。

骨蒸寒热夜热

百劳　　膏肓　　肺俞　　魄户　　脾俞　　肾俞

四花穴　间使　　足三里

虚怯饮食不化

膈俞　　脾俞　　胃俞　　中脘　　梁门　　内关

天枢　　足三里

多汗少力

大横

盗汗

肺俞　　复溜　　谵谵疟多汗。

下元痼冷

此肾与膀胱虚寒也，多灸愈妙。

肾俞　　神阙　　关元　　气海阳脱。　　三阴交

阴寒腹痛欲死

人有房事之后，或起居犯寒，以致脐腹痛极频危者，急用大附子为末，唾和作饼如大钱厚，置脐上，以大艾炷灸之。如仓促难得大附，只用生姜，或葱白头切片代之亦可。若药饼焦热，或以津唾和之，或另换之，直待灸至汗出体温为止，或更于气海、丹田、关元，各灸二七壮，使阳气内通，逼寒外出，手足温暖，脉息起发，则阴消而阳复矣。

血证

吐血

百劳　　肺俞　　心俞灸止五壮。　　膈俞　　肝俞

脾俞　　肾俞　　脊骨详后便血。　　中脘虚劳吐血。

天枢　　太渊　　通里　　间使　　大陵　　外关刺

足三里

怒气伤肝吐血

膈俞　　肝俞　　脾俞　　肾俞　　间使　　足三里

衄血

上星灸一壮即止，一日须七七壮，少则不能断根。

囟会亦如上星。　　百劳　　风门　　膈俞

脊骨详后便血。　　合谷　　涌泉

一法，于项后发际两筋间，宛中穴，灸三壮。盖血自此入脑注鼻中，故灸此立止。

便血

中脘　　气海

上二穴灸脱血色白，脉濡弱，手足冷，饮食少思，强食即呕，宜灸之，其效如神。

凡大便下血，诸治不效者，但取脊骨中与脐相平，须按脊骨高突之处，觉酸疼者是穴，方可于上灸之，不疼者非也，灸七壮即止。如再发即再灸七壮，永可除根。至于吐血、衄血一切血病，百治不效者，经灸永不再发。

一法，于脊中第二十椎下，随年壮灸之。

尿血

膈俞　　脾俞　　三焦俞　　肾俞　　列缺　　章门
大敦

鼓胀大抵水肿极禁针刺。

十般鼓肿要先知，切忌脐高凸四围。

腹上青筋休用药，阴囊无缝不堪医。

背平如板终难治，掌上无纹有限时。

五谷不消十日死，肚光如鼓疗应迟。

痰多气短皆无药，十个当知九个危。

任使神医难措手，劝君切记此篇书。

又：

气肿从来不可医，肚光如鼓甚跷蹊。

按之如石弹之响，泄气方能见效奇。

水沟三壮。 水分灸之大良。 神阙三壮，主水鼓甚妙。

膈俞　肝俞　脾俞　胃俞　肾俞　中脘

气海气胀、水鼓、黄肿。 阴交水肿。 石门水肿，七壮。

中极水胀。 曲骨水肿。 章门石水。 内关

阴市水肿。 阴陵泉水肿。 足三里　复溜

解溪虚肿。 中封　太冲　陷谷水肿。

然谷石水。 照海　公孙

以上诸穴，择宜用之。

血鼓

膈俞　脾俞　肾俞　间使　足三里　复溜

行间

单腹胀

肝俞　脾俞　三焦俞　水分　公孙　大敦

虚劳浮肿

太冲

积聚痞块

久痞：灸背脊中命门穴两旁各四指许是穴，痞在左灸右，在右灸左。

一法曰："凡治痞者，须治痞根，无不获效，其法于十三椎下，当脊中点墨为记，墨之两旁，各开三寸半，以指揣摸，自有动处，即点穴灸之，大约穴与脐平，多灸左边，或左右俱灸，此痞根也。或患左灸右，患右灸左，亦效。"

上脘　　中脘　　幽门　　通谷结积留饮。

梁门　　天枢　　期门百壮，治积气上奔甚急，欲绝。

章门一切积聚痞块。　气海百壮，治一切气块。

关元百壮，治奔豚气逆；痛不可忍。

脾俞　　三焦俞

上穴皆灸积块，可按证选用。

肺积：名息奔，在右胁下。

尺泽　　章门　　足三里

心积：名伏梁，起脐上，上至心下。

神门　　后溪　　巨阙　　足三里

肝积：名肥气，在左胁下。

肝俞七壮。　　章门三壮。　　行间七壮。

脾积：名痞气，横在脐上二寸。

脾俞　　胃俞　　肾俞　　通谷　　章门二七壮。

足三里上俱七壮。

肾积：名奔豚，生脐下，或上下无时。

肾俞　　关元瘕癖。　中极脐下积聚疼痛。

涌泉四五壮，不可太过，炷如麦粒。

气块

脾俞　　胃俞　　肾俞　　梁门疼痛。　天枢

长桑君针积块癥瘕，先于块上针之，甚者又于块首一针，块尾一针，针讫灸之立应。

心腹胸胁痛胀

类经图翼

肺心痛：卧若伏龟。

太渊五壮。　尺泽五壮。　上脘　　膻中胸痹痛。

脾心痛：痛如针刺。

内关　　大都五壮。　太白五壮。　足三里连承山。

公孙

肝心痛：色苍苍如死状，终日不得休息。

行间七壮。　　太冲七壮。

肾心痛：悲惧相控。

太溪　　然谷各七壮。

胃心痛：腹胀胸满，或蛔结痛甚，蛔心痛也。

巨阙二七壮。　大都　　太白　　足三里连承山。

胃脘痛

膈俞　　脾俞　　胃俞　　内关　　阳辅　　商丘

腹痛腹胀

膈俞　　脾俞　　胃俞　　肾俞　　大肠俞

中脘脾寒。　　水分　　天枢　　石门心下坚满。

内关　　足三里　　商丘脾虚腹胀。　　公孙

少腹胀痛

三焦俞　　章门　　阴交脐下冷疼。　　足三里

气海治脐下三十六疾，小腹痛欲死者，灸之即生。

丘墟　　太白　　行间寒湿。

上气胸背满痛

肺俞　　肝俞　　云门　　乳根　　巨阙　　期门

梁门　　内关　　尺泽

诸气痛气膈上气不下

天突　　膻中　　中府　　膈俞

绕脐痛：大肠病也。

水分　　天枢　　阴交　　足三里

胁肋胀痛

膈俞　　章门七壮。　　阳陵泉　　丘墟三壮。

噎隔

诸隔证

心俞七壮。　　膈俞七壮。　　膏肓百壮，以多为佳。

脾俞　　膻中七壮。　　乳根七壮。　　中脘七壮。

天府七壮。　　足三里三七壮。

气噎

天突　　膈俞　　脾俞　　肾俞　　乳根

关冲三五壮。　　足三里　　解溪气逆噎将死。　　大钟

劳噎　劳宫

思虑噎

神门　　脾俞

诸咳喘呕哕气逆

咳嗽

天突七壮。　俞府七壮。　华盖　　乳根三壮。

风门七壮。　肺俞　　身柱　　至阳十四壮。

列缺

寒痰嗽

肺俞　　膏肓　　灵台九壮，不可多。

至阳　　合谷　　列缺

热痰嗽

肺俞　　膻中　　尺泽　　太溪

诸喘气急

天突　　璇玑　　华盖　　膻中　　乳根　　期门

气海

背脊中第七椎骨节下穴，灸三壮，神效。

哮喘：五哮中，惟水哮、乳哮、酒哮为难治。

璇玑　　华盖　　俞府　　膻中

肩井冷风哮妙，有孕勿灸。　肩中俞风哮妙。

太渊　　足三里

小儿盐哮

于男左女右手，小指尖上，用小艾炷灸七壮，无不除根，未除再灸。

呕吐气逆

膈俞　　三焦俞　　巨阙不下食。　　上脘

中脘三七壮，治呕吐不思饮食。　　气海　　章门

大陵呕逆。　　间使干呕吐食。　　后溪吐食。　　尺泽

太冲冷气呕逆不食。

哕逆

乳根三壮，火到肌即定，其不定者，不可救也。

承浆　　中府　　风门　　肩井　　膻中　　中脘

期门　　气海　　足三里　　三阴交

霍乱

巨阙　　中脘　　建里　　水分最妙。　　承筋转筋。

承山　　三阴交逆冷。　　照海　　大都　　涌泉

转筋十指拘挛，不能屈伸，灸足外踝骨尖上，七壮。

凡霍乱将死者，用盐填脐中，灸七壮，亦愈。

凡霍乱吐泻不止，灸中脘、天枢、气海四穴，立愈。

干霍乱：俗名搅肠沙也。

急用盐汤探吐，并以细白干盐填满脐中，以艾灸二七壮，则可立苏。

翻胃

脾俞　　胃俞　　膻中　　乳根　　上脘二七壮。

中脘二七壮。　　下脘二七壮。　　水分　　天枢三七壮。

大陵　　足三里

吞酸呕吐食不化

日月　　中脘　　脾俞　　胃俞

嗳气

中脘：经曰：足太阳之脉，是动则病，腹胀善噫，视其盛虚热寒陷下者取之，即此。

善太息

中封　　商丘　　公孙

善悲

心俞　　大陵　　大敦　　玉英　　膻中

经曰：厥阴为阖，阖折即气绝而喜悲。悲者取之厥阴，视有余不足，厥阴根于大敦，结于玉英，络于膻中也。

气短

大椎不语。　肺俞不语。　肝俞不语。　天突

肩井　　气海气短阳脱。　　内关　　尺泽气短不语。

足三里　　太冲

疟疾

大椎三壮立愈，一日百壮。　　三椎骨节上灸亦可愈。

谵语多汗。　　章门　　间使久疟。　后溪先寒后热。

环跳　　承山　　飞阳　　昆仑　　太溪寒疟。

公孙为主治。　　至阴寒疟无汗。　合谷

久疟不愈，黄瘦无力者，灸脾俞七壮即止。盖疟由寒湿饮食伤脾而然，故此穴甚效。

黄疸

公孙

消渴

肾俞　小肠俞

泻痢

百会久泻滑脱下陷者，灸三壮。

脾俞　肾俞洞泄不止，五壮。　命门

长强赤白杂者。　承满肠鸣者　梁门　中脘

神阙中气虚寒腹痛泻痢，甚妙。　天枢腹痛。　气海

石门腹痛。　关元久痢冷痢腹痛。　三阴交腹满泄泻。

脾泄：色黑。

脾俞

胃泄：色黄。

胃俞　天枢

大肠泄：色白。

大肠俞

小肠泄：色赤。

小肠俞

大瘕泄：里急后重。

天枢　水分上各三七壮。

肾泄：夜半后及寅卯之间泄者。

命门　天枢　气海　关元

狂痫

癫狂

百会　　人中　　天窗狂邪鬼语。　身柱　　神道

心俞　　筋缩　　骨骶二十壮。　章门　　天枢

少冲女灸此。　劳宫　　内关　　神门　　阳溪

足三里　　下巨虚　　丰隆二七壮。　冲阳男灸此。

太冲　　申脉　　照海　　厉兑男灸此。

两手足拇指甲角，其法以二指并缚一处，须甲肉四处着火，七壮。

痴

心俞　　神门

风痫

百会　　上星　　身柱　　心俞　　筋缩　　章门

神门　　天井

阳溪灸此不必合谷，灸合谷不必阳溪。

合谷　　足三里　　太冲

头面七窍病

头风头痛

百会头风。　上星三壮。　囟会　　神庭三壮。

曲差　　后顶　　率谷　　风池

天柱上穴择灸一处即可愈。　风门　　通里

列缺偏头痛。　阳溪　　丰隆　　解溪

面疾

颊车面颊肿痛，口急不能嚼，针灸皆可。

地仓面颔疮肿。　合谷　列缺

陷谷面目壅肿，刺出血立愈。

眼目疼痛

合谷痛而不明。　外关　后溪头目痛。

青盲眼

肝俞　胆俞　肾俞　养老七壮。　商阳五壮。

光明

目昏不明

足三里

目眩

通里　解溪

风烂眼

肝俞　胆俞　肾俞　腕骨　光明

耳聋

上星治风聋，二七壮。　翳风耳痛而聋，灸七壮。

听宫　肾俞　外关　偏历　合谷

停耳

听宫　颊车　合谷

鼻瘜鼻痔

上星流清浊涕。　曲差　迎香刺。

囟会七壮，鼻痛鼻痔。　通天七壮，鼻中去臭积一块即愈。

百会　　风池　　风府　　人中　大椎上穴皆治前证。

鼻渊

上星　　曲差　　印堂　　风门　　合谷

鼻塞不闻香臭

囟会自七壮至七七壮，灸至四日渐退，七日顿愈。

上星　　迎香刺。　　　天柱　　风门

口舌疮痛糜烂疳蚀

颊车　　地仓　　廉泉　　承浆　　天突　　金津

玉液上二穴刺出血。　　　合谷

阳陵泉治胆热口苦，善太息。

齿牙痛

承浆　　颊车　　耳垂下尽骨上穴三壮，如神。

肩髃七壮，随左右灸之。　　列缺七壮，立止。

太渊风牙痛。　　鱼际　　阳谷上牙。　　合谷

三间下齿，七壮。　　足三里上齿痛者，七七壮愈。

太溪　　内庭下牙。

肾虚牙痛出血不止

颊车　　合谷　　足三里　　太溪

喉痹喉癣

天柱　　廉泉　　天突　　阳谷　合谷刺五分，立愈。

后溪乳蛾。　　三间　　少商　　关冲　　足三里

丰隆　　三阴交　行间

胸背腰膝病

龟背

肩中俞　　膏肓　　　心俞　　　肾俞　　　曲池　　　合谷

鸡胸

中府　　　膻中　　　灵道二七壮。　足三里

胸背痛

风门

腰挫闪疼起止艰难

脊中　　　肾俞三壮、七壮。　命门　　　中膂内俞

腰俞俱七壮。

腰背重痛难行

章门腰脊冷病。　腰俞　　委中腰脚肿痛刺出血。

昆仑七壮。

灸腰痛不可俯仰，令患人正立，以竹杖拄地，量至脐

中，用墨点记，乃用度脊中，即于点处随年壮灸之。

腰膝酸痛

养老　　　环跳　　　阳陵泉治脚膝冷痹不仁。

昆仑　　　申脉

筋骨挛痛

三阴交

手足病

肩臂冷痛

凡人肩冷臂痛者，每遇风寒，肩上多冷，或日须热手

抚摩，夜须多被拥盖，庶可支持。此以阳气不足，气血衰少而然，若不预为之治，恐中风不遂等证，由此而成也。须灸肩髃二穴方免此患。盖肩髃系两手之安否，环跳系两足之安否，此不可不灸之。轻者七壮，风寒盛者十四壮为率，或分二三次报之，但不可过多，恐臂细也。若灸环跳，则四五十壮无害。

臂痛不举

肩井　　肩髃　　渊腋　　曲池　　曲泽

后溪项强肘痛。　太渊手腕痛。

受湿手足拘挛

曲池　　尺泽　　腕骨　　外关　　中渚

五痹

曲池　　外关　　合谷　　中渚

腿叉风

肾俞　　环跳　　阳陵泉　　悬钟　　昆仑

膝风肿痛

天枢　　梁丘

膝眼可刺，详奇俞类。

膝关　　足三里　　阳陵泉　　阴陵泉　太冲寒湿。

脚气

肩井　　足三里　　阳陵泉　　阳辅　　昆仑

照海　　太冲

白虎历节风

膝关

转筋

照海

足内廉肿痛

肩井　　三阴交三七壮。　大敦

足腕肿痛

解溪　　丘墟

寒湿脚疮

取足跗上二寸许，足腕正中陷处是穴，灸七壮，神效，此穴当即解溪也。

照海

二阴病

梦遗精滑鬼交 春秋冬可灸

心俞灸不宜多。　膏肓　　肾俞随年壮，其效立见。
命门遗精不禁者，五壮，立效。　白环俞五十壮。
中极随年壮。　三阴交　中封　　然谷

失精膝胫冷疼

曲泉

白浊

脾俞　　小肠俞　　章门　　气海五壮。　关元
中极　　中封

五淋

膈俞　　肝俞　　脾俞　　肾俞　　气海

石门血淋。　关元　　间使能摄心包之血。

血海　三阴交劳淋。　复溜血淋。　然谷　　大敦

小便不利不通

三焦俞　　小肠俞　　阴交　　中极兼腹痛。

中封　　太冲　　至阴

小便不禁

气海兼治小儿遗尿。　关元　　阴陵泉　　大敦

行间治遗尿。

大便秘结

章门二七壮。　阴交　　气海刺。　石门　　足三里

三阴交　　照海刺。　太白刺。　大敦　　大都

疝气：大都痛甚者，为肝疝。

肩井癞疝。　章门　　气海　　归来

关元主癞疝偏大，灸百壮。　冲门　　急脉

会阴　三阴交肝脾　太溪寒疝。　太冲

大敦　　隐白脾疝。

阑门，在阴茎根两旁，各开三寸是穴，针一寸半，灸二七壮，治木肾偏坠。

一法于关元两旁，相去各三寸青脉上，灸七壮即愈。

一法令病者合口，以草横量两口角为一折，照此再加二折，共为三折，屈成三角如△样，以上角安脐中心，两

类经图翼

角安脐下两旁，当两角处是穴，左患灸右，右患灸左，左右俱患，即两穴俱灸，艾炷如麦粒，灸十四壮，或二十一壮即安。

阳不起

命门　　肾俞　　气海　　然谷

阴挺

曲泉　　太冲　　然谷　　照海

茎中痛

列缺阴痛尿血。　　行间

痔漏

命门　　肾俞

长强五痔便血最效，随年壮灸之。

三阴交痔血。　承山久痔。

凡痔疾肿大势甚者，先以槐柳枝煎汤，乘热熏洗，过后用壮盛男子篦下头垢，捻成小饼，约厚一分，置痔上，又切独蒜片厚如钱者置垢上，用艾灸二七壮，或三七壮，无不消散。

又法，单用生姜切薄片，放痔痛处，用艾炷于姜上，灸三壮，黄水即出，自消散矣。若有两三个者，过三五日照依前法，逐一灸之，神效。

脱肛

百会三壮，此穴属督脉，居巅顶，为阳脉之都纲，统一身之阳气，凡脱肛者，皆因阳气下陷。经曰："下者举之"，故当借火力以提下陷之气，则脾气可升而门户固矣，小儿亦然。

胃俞　　长强

又有洞泄寒中脱肛者，须灸水分穴百壮，内服温补药自愈。

邪祟

凡犯尸鬼，暴厥不省人事，若四肢虽冷无气，但觉目中神采不变，心腹尚温，口中无涎，舌不卷，囊不缩，及未出一时者，尚可刺之复苏也。五邪皆然，此下治法，出《素问》遗篇。

肺虚者见赤尸鬼

肺俞，刺入一分半，得气则补，留三呼，次进一分，留一呼，徐徐出针。

合谷，刺三分，得气则补，留三呼，退一分，留一呼，徐徐出针。

心虚者见黑尸鬼

心俞，以毫针刺之，得气留补即苏。阳池刺同。

肝虚者见白尸鬼

肝俞，以毫针刺三分，得气留补。

丘墟，以毫针刺三分，得气则补，留三呼，腹中鸣者可治也。

脾虚者见青尸鬼

脾俞，刺三分，留二呼，进二分，气至徐徐退针即苏。冲阳，以毫针刺三分，得气则补，留三呼，次进一分，留一呼，徐徐退针，以手摸之。

肾虚者见黄尸鬼

肾俞，刺三分，得气则补，留三呼，又进二分，留三呼，徐徐出针。一云在十五椎下两旁，疑是奇俞类气海俞也。

以上刺法，必先以口含针，令温暖而刺之，则经脉之气无拒逆也。

鬼魅

上星　　水沟鬼击猝死。

秦承祖灸鬼法，见前奇俞类四肢部中。

梦魇鬼击

人中七壮。足鬼眼穴在奇俞类。

妇人病

血结月事不调

气海　　中极　　照海月事不行。

血崩不止

膈俞　　肝俞　　肾俞　　命门　　气海
中极下元虚冷，血崩白浊。　间使　　血海
复溜　　行间

淋带赤白

命门　　神阙　　中极七壮，治白带极效。

余用前五淋穴。

癥瘕

三焦俞　　肾俞　　中极　　会阴

子宫子户，左子宫，右子户，在关元各开三寸，《千金翼》以三寸为气门穴，详奇俞类。

复溜

不孕

命门　　肾俞　　气海　　中极

关元七壮至百壮，或三百壮。

胞门、子户二穴详奇俞类。

阴廉　　然谷　　照海子宫冷。

一法灸神阙穴，先以净干盐填脐中，灸七壮，后去盐，换川椒二十一粒，上以姜片盖定，又灸十四壮，灸毕即用膏贴之，艾炷须如指大，长五六分许。

胎屡堕

命门　　肾俞　　中极　　交信　　然谷

产难横生

合谷　　三阴交

一治横逆难产，危在顷刻，符药不灵者，急于本妇右脚小指尖，灸三壮，炷如小麦，下火立产如神，盖此即至阴穴也。

子鞠不能下

巨阙　　合谷　　三阴交

至阴，三棱针出血，横者即转直。

胎衣不下

三阴交　昆仑

下死胎

合谷刺补之即下。

欲取胎

肩井　　合谷　　三阴交

产后恶露不止

中极

欲绝产

脐下二寸三分，灸三壮，或至七七壮，即终身绝孕。

小儿病

忌灸三里，年三十外，方可灸此。

羸瘦骨立

百劳　　胃俞　　腰俞　　长强

急慢惊风

百会五七壮。　　囟会

上星　　率谷三壮。　水沟　　尺泽慢惊。

间使　　合谷　　太冲五壮。

脐风撮口

在母腹中气逆所致，或产时不慎，受寒而然。

承浆　　然谷

一法以小艾炷隔蒜灸脐中，俟口中觉有艾气，亦得生者。

又法，凡脐风若成，必有青筋一道，自下上行至腹而生两岔，即灸青筋之头三壮截住。若见两岔，即灸两处筋头各三壮，十活五六，不则上行攻心而死矣。

食积肚大

脾俞　　胃俞　　肾俞

泄泻

胃俞　　水分　　天枢

神阙腹痛乳痢甚妙。

霍乱

水分转筋入腹。　　外踝上尖三壮。

夜啼心气不足

中冲三壮。

疳眼

合谷五壮。

重舌

行间

小儿气弱数岁不语

心俞

口中转矢

因母食寒凉所致。

中脘，九壮，大人十四壮。

阴肿

昆仑

疝气

会阴　　大敦

五痫

神庭，治风痫吐舌，角弓反张，灸三壮。

前顶，治小儿一切惊痫证，灸三壮。

长强，治诸惊痫，灸七壮。

囟会　　巨阙　　章门　　天井　　少海　　内关

少冲

一法云："痫为小儿恶证，古云惊风三发便为痫，痫证有五，即牛、羊、猪、马、鸡之类也。"治法俟其病发之时，将患者两手大拇指相并，以绵绳缚定，当两指爪甲角，是名手鬼眼穴，用艾灸七壮，须甲肉四处着火方效。又二穴在足大拇趾，亦如取手穴法，是名足鬼眼穴，如前灸之大效。大人病此则名为癫，灸亦如之最良。

牛痫

大杼　　鸠尾尖下五分，灸三壮，不可多。

羊痫

目直，作羊声。

百会　　神庭　　心俞　　肝俞　　天井　　神门

太冲

猪痫

痰涎如绵，作猪声。

百会　　巨阙　　心俞　　神门

马痫

张口摇头，角弓反张。

百会　　心俞　　命门　　神门　　仆参　　太冲

照海

鸡痫

张手前仆，提住即醒。

申脉

外科

发背

心俞疽。　　委阳一曰在尻臀下一寸六分，大腿上有缝。

骑竹马穴　　左右搭手，加会阳。

痈疽隔蒜灸法

凡患背疽恶毒，肉色不变，背如负石，漫肿无头者，势必重大，寻头之法，用湿纸搨在肿处，看有一点先干者，即是痈头结聚之处，用大独头蒜切作三分厚片，贴疽顶，以艾于蒜上灸之，每三壮一换其蒜。又有背上初发赤肿，中间有如黄小米一粒者，有十数粒一片者，尤宜隔蒜灸之。《青囊书》云："外形如粟，内可容谷；外状如钱，里可着拳。"慎勿视为微小，致成莫大之患。设或疮头开大，则以紫皮大蒜十余头，淡豆豉半合，乳香二钱，同捣成膏，照毒大小拍成薄饼，置毒上铺艾灸之，务要痛者灸至不痛，不痛者灸至知痛。盖痛者为良肉，不痛者为毒气。先不痛而后觉痛者，其毒轻浅；先痛而后反不痛者，其毒深重。故灸者必令火气直达毒处，不可拘定壮数。昔人有灸至八百壮而愈者，灸后须随人虚实，服补中托里、助胃壮气等药，万无一失。盖未溃而灸，则能拔散郁毒，不令开大；已溃而灸，则能补接阳气，易于收敛。然惟早觉早灸，方为上策。渊然刘真人曰："毒发一二日者，十灸十愈；三四日者，六七愈；五六日者，三四愈。过七日，则虽灸不能消散矣。"缘其内脓已成，必须针去方得宽松也。虽然疽之为病，有五善七恶，临证之时，先须识此。前哲云："五善见三则吉，七恶见四则凶，倘见七恶，慎勿为灸，徒召谤耳。"

又有疔疮一证，其形不一，其色不同，或如小瘤，或如水泡，或痛不可当，或痒而难忍，或皮肉麻木，或寒热头疼，或恶心呕吐，或肢体拘急，其候多端，难以尽状，皆须用前灸法，甚则以蒜膏遍涂四围，只露毒顶，用艾着肉灸之，以爆为度，如不爆者难愈，更宜多灸，百壮以上，无弗愈者。

乳痈、乳疽、乳岩、乳气、乳毒、侵囊近膻中者是也。

肩髃　　灵道二七壮。　温溜小人七壮，大人二七壮。

足三里　　条口乳痈。　下巨虚各二七壮。

热毒

大陵

肺痈吐脓

肾俞三七壮。　合谷二七壮。　太渊二七壮。

项上偏枕

风门二七壮。

胃痈：生于左者胃口疽，生于右者胃口痈。

曲池二穴各三七壮。　内关七壮。

肾痈：自肾俞穴起。

会阳二七壮。

附骨疽：环跳穴痛，恐生附骨疽也。

大陵　悬钟三七壮。

骨旋

肘尖七七壮，不愈百壮。

瘰疬：蜂窠疬自左边起，七七窍皆出脓。

肩髃七壮、九壮。　曲池此二穴乃治疬秘法也。

天池　天井二七壮。　三间三七壮。

锥锐疬：右边生起。

肩髃　曲池　天井

盘蛇疬：延颈生者。

肩尖即肩髃。　肘尖即曲池。　人迎七壮。

肩外俞二七壮。　天井二七壮。　骑竹马穴三七壮。

瓜藤疬：胸前生者。

肘尖　　少海　　骑竹马穴

马刀：腋下者。

渊腋　　支沟　　外关　　足临泣颈腋俱治。

疬疮出于颊下，及颊车边者，当于手足阳明经取穴治之，然肩髃、曲池二穴亦妙。

合谷　　足三里各七壮。

以上凡感毒深者，灸后再二三次报之，无有不愈。

瘰疬隔蒜灸法：用独蒜片，先从后发核上灸起，至初发母核而止，多灸自效。

又传验方，用癞虾蟆一个，破去肠，覆疬上，外以真蕲艾照疬大小为炷，于虾蟆皮上当疬灸七壮，或十四壮，以热气透内方住，亦从后发者先灸，至初发者而止。若蛤蟆皮焦，须移易灸之，灸毕服煎药一剂，其方用牙皂七个，僵蚕七条，瓜蒌一个，连皮子切碎，五味子一岁一粒，上四味以水二钟①煎熟，外加生煎大黄三五钱，量人虚实用之，一服即消，百试百效，不问已溃未溃，经灸必愈。

瘿瘤

肩髃，男左灸十八壮，右十七壮。女右灸十八壮，左十七壮。天突，治一切瘿瘤初起者，灸之妙。

通天瘿。　风池百壮。　大椎颈瘿。　气舍灸五壮。

---

① 钟，同"盅"。

云门瘰。　　臂臑瘰。　　臑会五壮。　　天府五七壮。

曲池瘰。　　中封瘰。　　冲阳三壮。

身面赘疣

当疣上灸三壮即消，亦有止灸一壮，以水滴之自去者。

瘾疹

曲池

疮疥

风门　　　间使　　　合谷　　　大陵胸前疮疥。

毒疮久不收口

凡患痈毒溃后，久不收口，脓水不臭，亦无歹肉者，此因消败太过，以致血气虚寒，不荣肌肉，治失其宜，便为终身之患，须内服十全大补等药，外用大附子以温水泡透，切作二三分厚片，置漏孔上，以艾灸之，或以附子为末，用唾和作饼，灸之亦可。隔二三日再灸之，不三五次，自然肌肉长满而宿患平矣。

又方用麦面、硫黄、大蒜，三味捣烂，如患大小捻作三分厚饼，安患上，灸三七壮，每三壮一易饼子，四五日后再灸一次，无弗效者。

腋气除根

凡腋气先用快刀剃去腋毛净，乃用好定粉，水调搽患处，六七日后，看腋下有一点黑者，必有孔如针大，或如簪尖，即气窍也，用艾炷如米大者灸之，三四壮愈，永不再发。

诸毒伤

五蛊毒注：中恶不能食。

中脘　　照海中蛊毒。

疯犬咬伤

急令人吮尽恶血，于咬处灸百壮，以后日日灸之，百日乃止，忌猪肉与酒，一生慎之。

孙真人曰："春末夏初，犬多发狂，被其咬者，无出于灸。其法只就咬处牙迹上灸之，一日灸三壮，灸至一百二十日乃止，宜常灸食韭菜，永不再发。亦良法也。"

又治一切犬伤，毒气不出者，须灸外丘。一日……，灸所啮处立愈。

蛇毒

凡蛇伤中毒者，灸毒上三七壮，若一时无艾，以火炭头称疮孔大小燕之。

诸虫毒

凡蛇、蝎、蜈蚣咬伤，痛极势危者，急用艾火于伤处灸之，拔散毒气即安。或用独蒜片隔蒜灸之，二三壮换一片，毒甚者灸五十壮，或内服紫金丹亦妙。或马汗入疮，及蚕毒蜘蛛等毒，灸之皆效。

图书在版编目（CIP）数据

类经图翼／（明）张景岳著. —太原：山西科学技术出版社，2023.1（2023.8 重印）

ISBN 978 – 7 – 5377 – 6220 – 5

Ⅰ.①类… Ⅱ.①张… Ⅲ.①《内经》—分类—汇编 Ⅳ.①R221.3

中国版本图书馆 CIP 数据核字（2022）第 214694 号

类经图翼

出 版 人	阎文凯	
著 者	（明）张景岳	
校 注 者	周劲草	
责 任 编 辑	王 璇	
封 面 设 计	吕雁军	

出 版 发 行	山西出版传媒集团·山西科学技术出版社
	地址 太原市建设南路 21 号 邮编 030012
编辑部电话	0351 – 4922135
发 行 电 话	0351 – 4922121
经 销	各地新华书店
印 刷	山西基因包装印刷科技股份有限公司

开 本	890mm×1240mm 1/32
印 张	12.5
字 数	310 千字
版 次	2023 年 1 月第 1 版
印 次	2023 年 8 月第 2 次印刷

书 号	ISBN 978 – 7 – 5377 – 6220 – 5
定 价	42.00 元